口腔修复学
实验和临床操作训练教程

主　　编　李　江　吴　哲

副 主 编　黄江勇　杜发亮

编　　委（以姓氏笔画为序）

冯玉环（广州医科大学附属口腔医院）

孙千月（广州医科大学附属口腔医院）

杜发亮（广州医科大学附属口腔医院）

李　江（广州医科大学附属口腔医院）

李倩倩（广州医科大学附属口腔医院）

李源静（广州医科大学附属口腔医院）

杨　双（广州医科大学附属口腔医院）

吴　哲（广州医科大学附属口腔医院）

余　培（广州医科大学附属口腔医院）

陈佳敏（广州医科大学附属口腔医院）

欧晶晶（广州医科大学附属口腔医院）

罗　涛（广州医科大学附属口腔医院）

罗有成（广州医科大学附属口腔医院）

黄江勇（广州医科大学附属口腔医院）

梁　倩（广州医科大学附属口腔医院）

编写秘书　黄超仪（广州医科大学附属口腔医院）

U0345063

人民卫生出版社
·北京·

图书在版编目（CIP）数据

口腔修复学实验和临床操作训练教程 / 李江，吴哲
主编. -- 北京 ： 人民卫生出版社，2025. 1. -- ISBN
978-7-117-37388-3

I. R783

中国国家版本馆 CIP 数据核字第 2025J3Z546 号

人卫智网	www.ipmph.com	医学教育、学术、考试、健康，
		购书智慧智能综合服务平台
人卫官网	www.pmph.com	人卫官方资讯发布平台

口腔修复学实验和临床操作训练教程

Kouqiang Xiufuxue Shiyan he Linchuang
Caozuo Xunlian Jiaocheng

主　　编：李　江　吴　哲
出版发行：人民卫生出版社（中继线 010-59780011）
地　　址：北京市朝阳区潘家园南里 19 号
邮　　编：100021
E - mail：pmph @ pmph.com
购书热线：010-59787592　010-59787584　010-65264830
印　　刷：人卫印务（北京）有限公司
经　　销：新华书店
开　　本：787 × 1092　1/16　　印张：8.5
字　　数：196 千字
版　　次：2025 年 1 月第 1 版
印　　次：2025 年 2 月第 1 次印刷
标准书号：ISBN 978-7-117-37388-3
定　　价：78.00 元

打击盗版举报电话：010-59787491　E-mail：WQ @ pmph.com
质量问题联系电话：010-59787234　E-mail：zhiliang @ pmph.com
数字融合服务电话：4001118166　　E-mail：zengzhi @ pmph.com

前　言

　　口腔修复学是运用符合生理的方法，采用人工装置，修复口腔颌面部各种缺损并恢复相应功能的一门学科，同时也是一门实践性很强的修复工艺学科，要求医学生既要系统地掌握理论知识，又要具备过硬的临床操作技能。

　　实验教学是口腔医学生进入临床实习前，在模拟临床环境下进行基本技能、技巧的训练，是将理论与实践相结合以培养学生临床思维的重要过程，与理论课一起构成了完整的口腔医学教学体系。本实验教程将口腔修复学理论与工艺学制作有机地结合在一起，融合口腔医学、材料学、口腔工艺学等知识，系统地介绍了牙体缺损、牙列缺损，以及牙列缺失后常见修复体的制作理论、方法和技能。

　　本实验教程图片丰富，方法规范，图文结合，重在培养基本技能和动手能力，讲究实用性，可以让医学生更直观地理解实验内容及操作，掌握各类修复体的制作方法和要点。教程共介绍了七类修复体的制作，包括 17 项实验内容，共 132 学时。

　　本实验教程主要适用于口腔医学专业的本科生，是本科阶段学生掌握口腔修复学理论和技能的核心教材，同时也适合口腔修复学研究生和基层医疗机构从业人员参考使用。本书既能满足初学者的学习需求，又可作为提升口腔修复技术人员的指导工具，为不同层次的读者提供系统而实用的学习资源。通过本实验教程的学习，读者可以全面掌握口腔修复实验操作的核心技能，为后续的临床实习和实践打下坚实的基础。

2025 年 1 月

目　录

实验一

后牙金属全冠的牙体预备及临时修复体制作

【目的与要求】

1. 加深对金属全冠修复理论知识的理解。
2. 掌握后牙金属全冠的牙体预备方法和步骤。
3. 掌握后牙临时修复体的制作方法。

【学时】

8 学时。

【实验内容】

1. 标准模型上人工牙 46 的咬合分析。
2. 人工牙 46 金属全冠的牙体预备。
3. 人工牙 46 临时修复体的制作与试戴。

【实验用品】

仿头模、高速涡轮机、三用枪、标准模型、口腔检查器械（器械盘、口镜、镊子、探针）、一次性乳胶手套、口罩、金刚砂车针（SF-13、EX-21、TR-13、TR-12、TR-11、TR-13F、EX-19F、TR-26EF、EX-21EF）、红蓝咬合纸、液体石蜡油、造牙树脂、牙托水、调拌杯、棉签等。

【相关知识点】

（一）冠修复的生物力学考量

1. 保存牙体结构及保护牙髓

（1）预先确定最终修复体的就位道、边缘位置。

（2）注意保持必要的最小预备量。

（3）预备过程充分喷水冷却，间歇预备，尽量一次完成。

2. 固位形和抗力形的统一

（1）保证龈端部分就位道一致，与牙体长轴平行，𬌗向聚合度以 2°~5° 为宜。

（2）增加与修复体的接触面积，基牙形态自然，与牙齿解剖外形相似。

（3）确保基牙的高度，无法保证时可采用轴沟、箱体、钉洞等辅助固位形来限制脱位路径。

3. 修复体结构稳固 预备出充分的修复空间，增加修复体的强度。

4. 边缘正确且完整连续

（1）牙体预备时，将龈边缘修整光滑，确保修复体边缘与基牙的密合性。

（2）根据修复体的不同，选择合适的龈边缘外形。

5. 保护牙周组织

（1）将终止线设置在龈上。

（2）若将终止线设置在龈下，则深度为 0.5~1.0mm。

（3）终止线距离牙槽骨顶的高度不得少于 2.0~2.5mm。

（二）后牙全冠不同材料的预备要求

后牙全冠不同材料类型的牙体预备要求如表 1-1 所示。

表1-1　后牙全冠不同材料类型的牙体预备要求　　　　　单位：mm

全冠类型	牙体预备量		
	𬌗面	颊舌面	颈部肩台
铸造金属全冠	0.8~1.5	1.0	非贵金属：0.5~0.8 贵金属：0.3~0.5
烤瓷熔附金属全冠	1.5~2.0	0.8~1.5	0.8~1.0
全瓷冠	1.5~2.0	1.0~1.5	0.8~1.0

（三）后牙的动、静态咬合

正常情况下，牙尖交错位时，在唇舌向上，上颌牙列覆盖下颌牙列唇侧，下颌牙列位于上颌牙列舌侧；在近远中向上，上颌第一磨牙的近中颊尖对着下颌第一磨牙的颊沟，下颌第一磨牙的远中颊尖对着上颌第一磨牙的中央窝；在垂直向上，上下颌后牙𬌗面形成稳定的尖窝接触。

下颌后牙的颊尖与上颌后牙的舌尖为支持尖/功能尖，对咬合高度具有决定性意义，而下颌后牙的舌尖与上颌后牙的颊尖为引导尖，具有引导下颌运动的作用。牙尖交错𬌗时，支持尖的功能性外斜面与对颌牙不接触；在下颌侧方运动或咀嚼运动中，当形成组牙功能𬌗时，有一部分在牙尖交错𬌗时不接触的外斜面会与对颌引导尖的内斜面相接触。当形成尖牙保护𬌗时，工作侧上下颌后牙不接触。所以在后牙的牙体预备中，对于𬌗面的预备，不仅要关注静态咬合接触特征，还要关注动态咬合接触特征。

【方法与步骤】

（一）46金属全冠的牙体预备

46金属全冠牙体预备车针的型号参数如下所示。

46金属全冠牙体预备车针的型号参数　　　　　单位：mm

车针型号	SF-13	EX-21	TR-13	TR-11	TR-12	EX-19F	TR-13F	EX-26EF	TR-21EF
最大直径	1.6	2.1	1.8	1.6	1.6	1.1	1.6	1.6	1.9
工作长度	8.0	5.0	9.0	10.0	10.0	0.1	9.0	9.0	5.0

1. 46金属全冠𬌗面预备

（1）𬌗面定深：使用SF-13车针在颊、舌尖内斜面定深，功能尖略小于1.5mm，非功能尖略小于1.0mm，形成等深的指示沟，并预留后期修整空间（图1-1A）。

（2）𬌗面预备：使用EX-21车针将𬌗面按照原来的形态均匀磨除降低。首先，磨除𬌗面的近中或远中一半，保留另一半作为对照；然后，再均匀磨除另一半牙体组织（图1-1B）。

（3）功能尖斜面预备：使用TF-13车针沿着功能尖外斜面均匀磨除，形成1.5mm宽的斜面（图1-1C）。

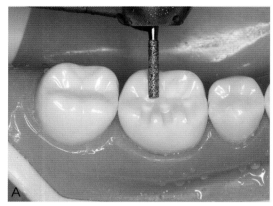
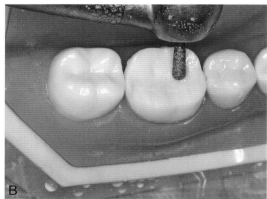
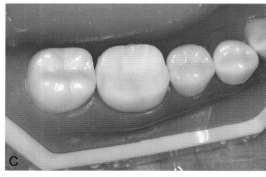

图1-1　46金属全冠𬌗面预备
A.𬌗面定深；B.𬌗面预备；C.功能尖斜面预备

2. 颊舌面预备　使用TR-13车针沿牙体长轴方向，先后在颊舌面做平行的定深沟，定深沟的深度为金刚砂车针圆头的一半进入牙体组织，在龈端形成宽约0.5mm，位于龈上0.5~1.0mm的无角肩台。首先，磨除颊或舌面的一半，以另一半牙体组织作为参考；然后，均匀磨除另一半，超过轴角部分应尽量向邻面接触区扩展，以便于邻面片切（图1-2）。

3. 邻面预备　使用TR-11车针在邻面接触点以内沿颊舌向拉锯式片切邻面，注意钻针与邻牙之间尽量保留一薄层基牙的牙釉质，以确保邻牙不受损伤。打开接触区后，沿唇舌向继续扩展磨除，使得TR-12车针可以顺利通过，修整邻面形成0.5mm宽的位于龈上0.5~1.0mm的无角肩台，并与颊舌面连续，将邻面聚合角控制在2°~5°（图1-3）。

4. 颈缘预备　使用红标EX-19F肩台车针修整边缘，形成位于龈上0.5~1.0mm、宽0.5mm的无角肩台（图1-4）。

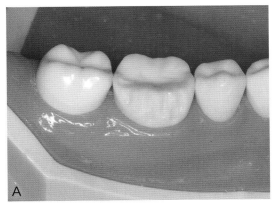

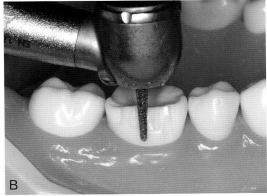

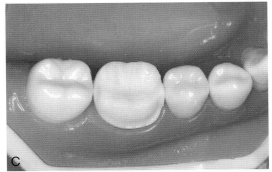

图1-2　46金属全冠颊舌面预备
A.颊舌面定深；B.颊舌面预备；C.形成0.5mm
宽的无角肩台

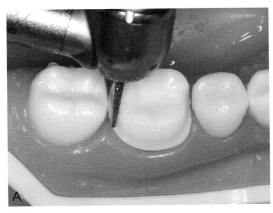

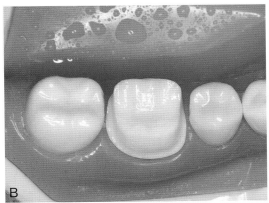

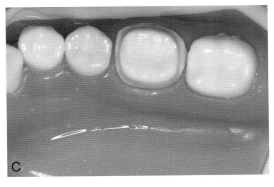

图1-3　46金属全冠邻面预备
A.邻面片切；B.邻面肩台预备；C.颊舌面近远中
肩台连续

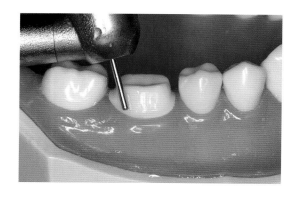

图1-4　46金属全冠颈缘预备

5. 检查，精修后完成　检查人工牙46是否已经预备出足够的空间，依次使用红标 TR-13F、黄标 TR-26EF 车针，精修、抛光预备体的轴面和邻面，用 EX-21EF 车针抛光 𬌗面，修整边缘过锐的棱角，避免过锐的点线角成为全冠的应力集中点（**图 1-5**）。

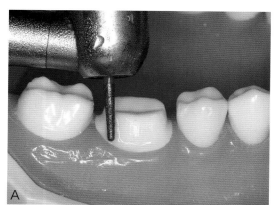
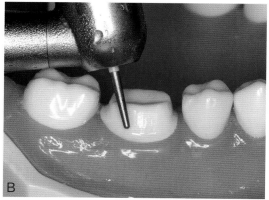
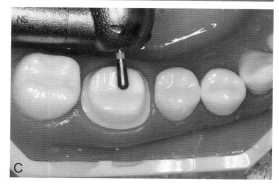

图1-5　46金属全冠预备体检查，精修后完成
A. 预备体精修；B. 预备体轴面抛光；C. 预备体𬌗面抛光

（二）直接法制作 46 临时修复体

1. 准备液体石蜡油、造牙树脂、牙托水、低速直手机、金属磨头、抛光磨头（**图 1-6**）。

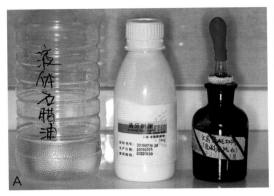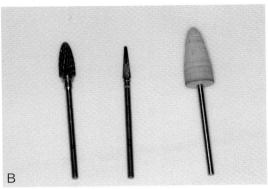

图1-6　口内使用造牙树脂直接制作临时修复体所需物品
A. 液体石蜡油、造牙树脂、牙托水；B. 修形所需金属磨头、抛光磨头

2. 在人工牙 46 预备体表面涂布液体石蜡油后，开始调拌造牙树脂。取适量造牙树脂粉，逐滴加入牙托水至造牙树脂粉被浸透，调匀（**图 1-7**）。

3. 造牙树脂进入拉丝后期或面团前期即可使用，将材料包裹预备体压入就位，对位上下颌模型，参照同名牙、邻牙外形突度，用铅笔标记邻牙颊、舌尖连线，修整 46 临时修复体轴面外形，沿边缘清理多余的造牙树脂材料（**图 1-8**）。

4. 在造牙树脂完全硬固之前（橡皮期）将其取下，然后再放回预备体，反复几次直至硬固（以免未完全固化的树脂变形），随即取下，标记临时修复体组织面边缘线、邻面接触区（**图 1-9**）。

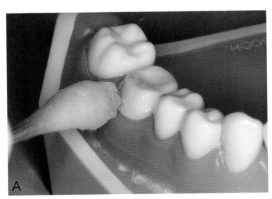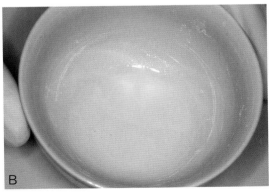

图1-7　46 预备体表面涂布液体石蜡油后，开始调拌造牙树脂
A. 预备体涂布液体石蜡油；B. 调拌造牙树脂

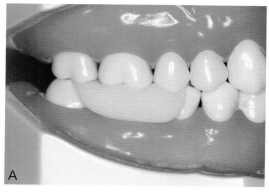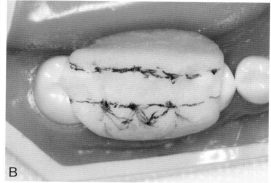

图1-8 造牙树脂直接法制作临时修复体
A. 将造牙树脂在模型上就位；B. 铅笔标记画线

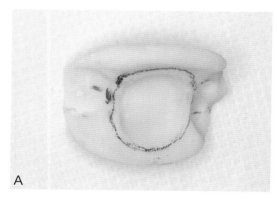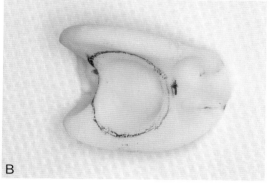

图1-9 在临时修复体上标记边缘线、邻面接触区
A. 标记远中邻接区；B. 标记近中邻接区

5. 临时修复体调磨、抛光

（1）根据46解剖特点，对照同名牙，参考铅笔画线，用低速直手机金属磨头修整牙冠的外形。在𬌗面形成5个牙尖：3个颊尖短而圆钝，2个舌尖长而稍锐，其中远中尖最小。𬌗面有中央窝与近中窝：中央窝位于近中颊、舌尖三角嵴的远中与远中边缘嵴内侧，窝内有中央点隙，延伸向颊舌面牙尖形成颊沟、舌沟；延伸向近、远中边缘嵴形成近中沟、远中沟；远中沟在远中颊尖与远中尖之间向远颊方向又分出远颊沟至颊面。

（2）口内试戴时，用探针检查冠边缘是否与基牙密合，用牙线检查邻接是否紧密，用蓝色咬合纸检查牙尖交错位时46临时修复体的咬合接触情况，必要时磨除咬合高点，调整合适后，进行打磨抛光（图1-10）。

【注意事项】

1. 功能尖斜面的预备对最终修复体的外形、强度和最大限度保存牙体组织都具有重要意义，注意功能尖斜面的预备量及预备方向。

2. 邻面预备时要注意对邻牙的保护，选用较细的金刚砂车针尽可能贴近预备体的

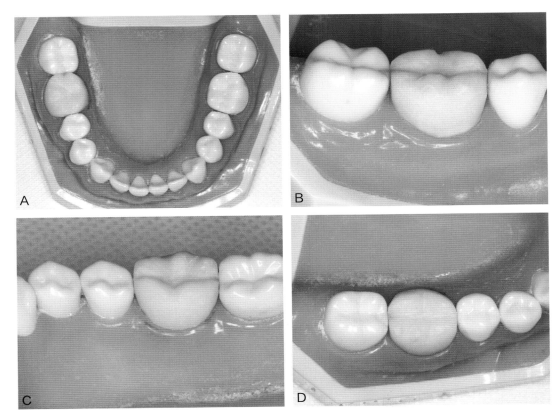

图 1-10　修整 46 外形，在工作模型上试戴、检查
A. 临时修复体𬌗面观；B. 临时修复体颊面观；C. 临时修复体舌面观；D. 临时修复体𬌗面发育沟

邻面接触区，沿唇舌向拉锯式慢慢通过邻面，在金刚砂车针与邻牙之间留存一薄层牙釉质，以保护邻牙。

【思考题】

1. 假设 46 根管治疗后要求全冠修复，但 46 𬌗龈高度不足 4mm，此时牙体预备应该注意哪些要点？

2. 在患者口中试戴 46 临时修复体时，应该如何检查咬合并调𬌗？

前牙全瓷冠的牙体预备及临时修复体制作

【目的与要求】

1. 加深对全瓷冠修复理论知识的理解。
2. 掌握前牙全瓷冠牙体预备的方法和步骤。
3. 加深对上颌中切牙解剖形态和功能的理解。
4. 掌握前牙临时修复体的制作方法。

【学时】

8 学时。

【实验内容】

1. 人工牙 11 全瓷冠的牙体预备。
2. 人工牙 11 临时修复体的制作与试戴。

【实验用品】

仿头模、标准模型、口腔检查器械（器械盘、口镜、镊子、探针）、高速涡轮手机、牙体预备车针（SR-12、TR-13、TR-11、TR-12、BC-31、FO-25、TR-13F、TR-26EF、EX-19F、CE-15F、EX-21EF）、三用枪、咬合纸、预成树脂牙面、造牙树脂、液体石蜡油、牙托水、调拌杯、棉签等。

【相关知识点】

（一）冠修复的生物力学考量

1. 保存牙体结构及保护牙髓

（1）预先确定最终修复体的就位道、边缘位置。

（2）注意保持必要的最小预备量。

（3）预备过程充分喷水冷却，间歇预备，尽量一次完成。

2. 固位形和抗力形的统一

（1）保证龈端部分就位道一致，与牙体长轴平行，殆向聚合度在 2°~5° 为宜。

（2）增加与修复体的接触面积，基牙形态自然，与牙齿解剖外形相似。

（3）确保基牙的高度，无法保证时可采用轴沟、箱体、钉洞等辅助固位形来限制脱位路径。

3. 修复体结构稳固　预备出充分的修复空间，增加修复体的强度。

4. 边缘正确且完整连续

（1）牙体预备时，将龈边缘修整光滑，确保修复体边缘与基牙的密合性。

（2）根据修复体的不同，选择合适的龈边缘外形。

5. 保护牙周组织

（1）将终止线设置在龈上。

（2）若将终止线设置在龈下，则深度为 0.5~1.0mm。

（3）终止线距离牙槽骨顶的高度不得少于 2.0~2.5mm。

（二）上颌中切牙的美学考量

在口腔修复治疗中，前牙是静息及微笑时最显眼的部位，前牙的基本特征直接影响笑容的魅力，其中上颌中切牙是最具代表性的元素。

1. 上颌中切牙的外形和轮廓

（1）尖圆形：唇面的外形线在切端呈放射状，在颈部明显集中缩窄。

（2）卵圆形：切端和颈部外形线是圆弧形，在颈部和切缘逐渐缩窄。

（3）方圆形：外形线平直，颈部宽度和切缘宽度大小近似。

2. 上颌中切牙的宽长比 对离体牙的测量研究表明，上颌中切牙平均宽度约为 8.3~9.3mm，平均长度约为 10.4~11.2mm，其宽度与长度的比值以 75%~80% 较为理想。双侧上颌中切牙一般具有近似且对称的外形、大小，互为镜像。

3. 切牙侧貌、切缘位置与切牙长度的确定 从侧面可以观察中切牙的覆𬌗、覆盖情况以及与邻牙的位置关系。正常情况下，前牙为浅覆𬌗、浅覆盖关系。唇面观青少年的中切牙切缘有切缘结节，到青年时期逐渐消失，呈唇舌向的倾斜，加上全反射现象，形成特征性的薄乳光带。牙体预备中，中切牙的切端要预备出舌倾的形态，如果这个部位预备不足，技师若要保证唇侧的美观效果，就会导致切 1/3 过于唇突。切牙的牙体预备及修复体的设计需要考虑切缘位置及切牙长度，临床医师可通过检查患者发音时的切牙暴露量及唇齿关系，判断切缘位置和切牙长度是否合适。发 "m" 音时，在重复发音的间歇期，临床医师可以估计患者中切牙切缘的暴露量，从而综合考虑上颌中切牙的适宜长度。年轻女性发 "m" 音时，暴露长度大约为 3.5mm，年轻男性约为 2.0mm。发 "e" 音时，年轻人切牙长度一般占据上下唇之间 80%；老年人因为软组织松弛，牙齿磨耗，一般占 50% 左右。如果中切牙修复过长，发 "f" 或 "v" 音时，切缘位置超出唇红缘，唇齿音发音就会不正确。

（三）咬合考量——前导

前牙关系除了是微笑设计的重要影响因素外，也是在口颌系统行使功能时，后牙𬌗面形态的主要决定因素。上颌中切牙的舌侧不仅为下颌提供了稳定的正中关系止点，也为下颌前伸运动提供所需的引导斜面——切道，使后牙在下颌前伸运动中无𬌗干扰，是保护后牙的关键。

【方法与步骤】

（一）11 全瓷冠的牙体预备

11 全瓷冠牙体预备车针的型号参数如下所示。

11 全瓷冠牙体预备车针的型号参数 单位：mm

车针型号	SR-12	TR-13	TR-11	TR-12	BC-31	FO-25	EX-19F	TR-13F	CE-15F	TR-26EF	EX-21EF
最大直径	1.4	1.8	1.6	1.6	1.4	2.8	1.1	1.6	2.7	1.6	1.9
工作长度	8.0	9.0	10.0	10.0	2.3	5.0	0.1	9.0	4.7	9.0	5.0

1. 牙体预备前的口内检查（图2-1）

（1）在牙尖交错𬌗时，从正、侧面观察11、21的外形轮廓、切缘位置，测量宽长比。

（2）通过侧面、腭面观察，检查覆𬌗、覆盖及咬合接触情况。

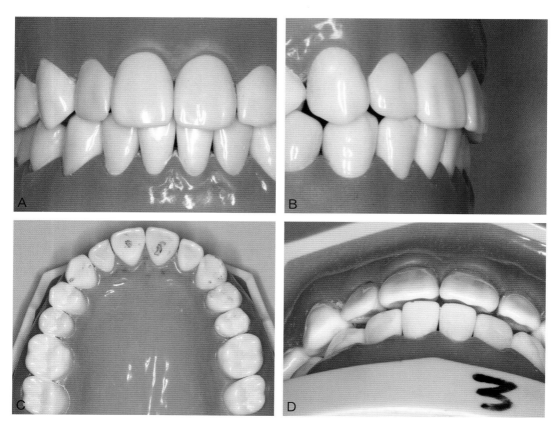

图2-1   牙体预备前的口内检查
A. 正面观；B. 侧面观；C. 腭面观；D. 咬合接触

2. 11全瓷冠牙体预备

（1）切端预备：首先用柱形圆头车针（SR-12）在切端制备2~3条指示沟，深度为1.5mm左右，然后车针与人工牙的牙体长轴近似成45°角（或与在前伸运动中观察到的下颌前牙滑动轨迹大致平行）磨除近中半或远中半，并将另一半作为磨除量的参考，牙体预备量为1.5~2.0mm（图2-2）。若预备牙过长或过低，则需要参考邻牙或以最终修复体的切端位置来确定磨除量。

（2）唇面预备：用TR-13车针在切2/3和龈1/3制备1mm深的定深沟，均匀磨除1.0~1.5mm，切2/3磨除时要顺应解剖外形，龈1/3磨除时要与就位道或牙体长轴平行（图2-3）。预备时应对照邻牙的轮廓突度，检查唇面牙体磨除量是否均匀一致，尽量向邻面接触区扩展，颈部边缘齐龈，形成1mm宽的肩台。

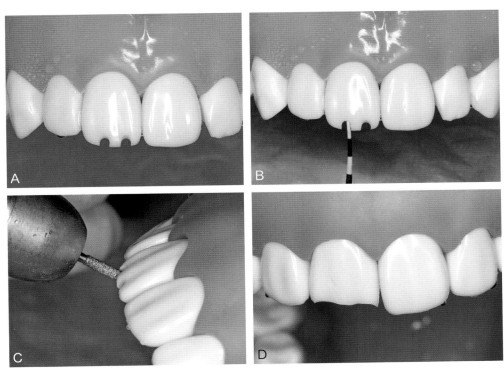

图 2-2　11 全瓷冠切端预备
A. 切端定深；B. 检查定深；C. 与牙体长轴成 45°；D. 切端预备完成

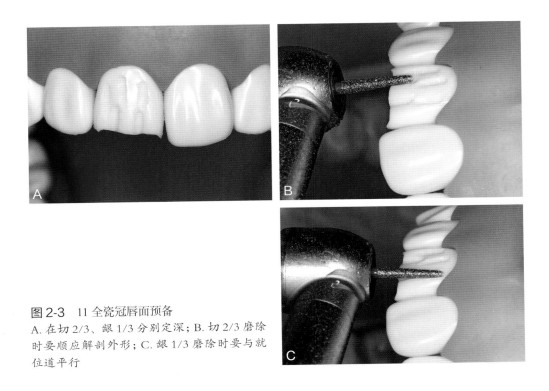

图 2-3　11 全瓷冠唇面预备
A. 在切 2/3、龈 1/3 分别定深；B. 切 2/3 磨除
时要顺应解剖外形；C. 龈 1/3 磨除时要与就
位道平行

（3）邻面预备：使用 TR-11 车针进行邻面片切，车针末端位于近远中颈部最狭窄的位置，方向与就位道一致，唇舌向通过邻面中断与邻牙的连接，然后用探针去除邻面残余薄片，再使用 TR-12 车针修整形成 1mm 宽的肩台，肩台近似平齐龈缘，颈部边缘与唇腭面颈部边缘连续，近远中邻面尽可能平行，聚合度约 2°~5°（**图 2-4**）。

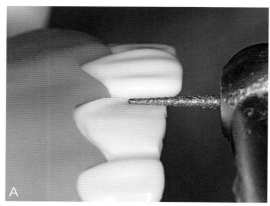
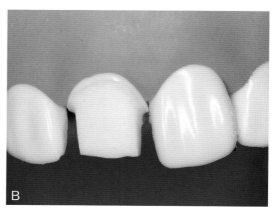
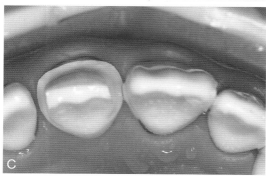

图 2-4　11 全瓷冠邻面预备
A. 近远中邻面片切；B. 近远中邻面预备形成肩台；C. 颈部边缘与唇腭面连续

（4）舌轴面及舌面窝预备

1）舌轴面预备：用 TR-13 车针磨除舌隆突至龈缘肩台以上的倒凹，边缘平齐龈缘，方向与龈 1/3 或牙体长轴平行，形成 0.5~1.0mm 宽的肩台（**图 2-5A**）。

2）舌面窝预备：根据咬合检查中观察到的覆𬌗、覆盖及下颌运动时下颌前牙的滑动轨迹情况，预备舌面窝，使用小球形车针（BC-31）形成 3 个指示窝，深度为 0.7~0.8mm，然后用火焰状车针（FO-25）大约磨除 1mm。舌面窝预备时火焰状的车针可以在舌切向及近远向上切削牙体组织，维持原来的舌面窝外形（**图 2-5B**）。注意过度地制备边缘嵴附近的牙体，会使舌面窝变成一个简单的斜面。

（5）检查，精修抛光后完成

1）检查：在牙尖交错𬌗时，11 腭面是否已经制备出足够的空间，参照邻牙外形突度，检查唇面、近远中邻面是否已制备出足够的空间。

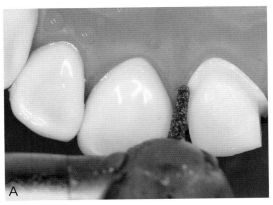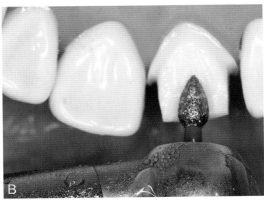

图 2-5　11 全瓷冠舌轴面及舌面窝预备
A.预备舌轴面；B.顺应舌面窝形态均匀磨除

2）精修抛光：红标 EX-19F 车针去除肩台飞边，形成内线角圆钝、平滑连续的肩台。用 TR-13F 车针精修切端及轴面，避免过锐线角对全瓷冠所产生的应力集中点。用火焰状金刚砂车针（CE-15F）精修舌面窝，使用 TR-26EF 车针抛光轴面、切端，EX-21EF 车针抛光舌面窝（图 2-6）。

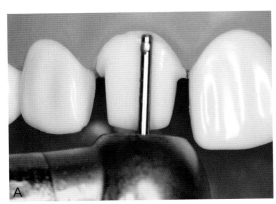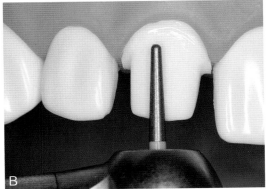

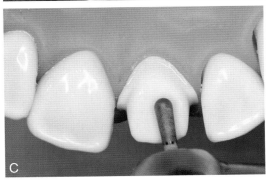

图 2-6　11 全瓷冠精修抛光
A.肩台精修抛光；B.轴面、切端精修抛光；C.舌面窝精修抛光

（二）11 临时修复体的制作

1. 选择一个形态大小尽可能合适或稍大一点的树脂牙片，先使用低速直手机磨短颈部牙片边缘，使树脂牙片位置调整至贴合唇面预备体的边缘（图 2-7）。

2. 唇面调整合适后，通常腭面会留有剩余空间，可调拌造牙树脂材料填充，在口内进行重衬（图 2-8）。

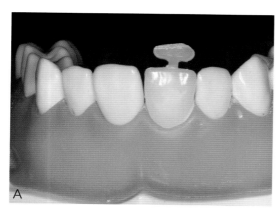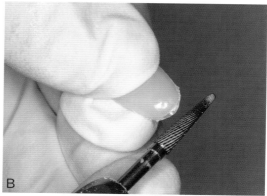

图 2-7　调磨树脂牙片，使其贴合预备体唇面边缘且长度合适
A. 检查树脂牙片是否贴合；B. 参照唇面边缘、同名牙外形修整

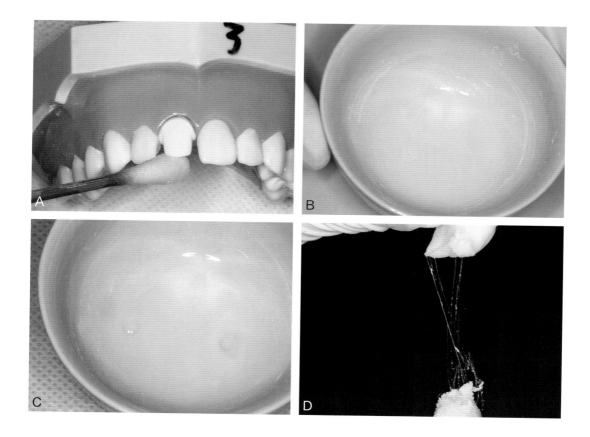

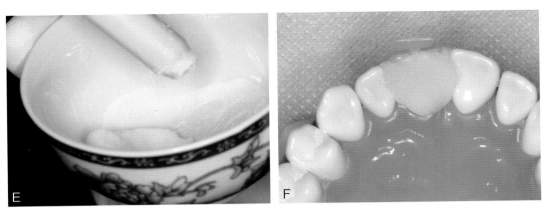

图2-8　造牙树脂口内重衬

A.预备体涂布液体石蜡油；B.湿砂期；C.稀糊期；D.黏丝期；E.面团前期；F.模型上就位树脂牙片后重衬

3. 用铅笔画出修复体边缘线、邻接区，按照中切牙解剖形态及观测的宽长比，并参照工作模型上的同名牙，修整牙冠的外形（尽量不调磨唇面光滑面）。口内试戴时，用探针检查边缘是否与预备体密合，用牙线检查邻接是否紧密，用蓝色咬合纸检查牙尖交错𬌀时，11 临时修复体的咬合接触情况，并与修复前的咬合情况进行对比，必要时磨除咬合高点（**图 2-9**）。

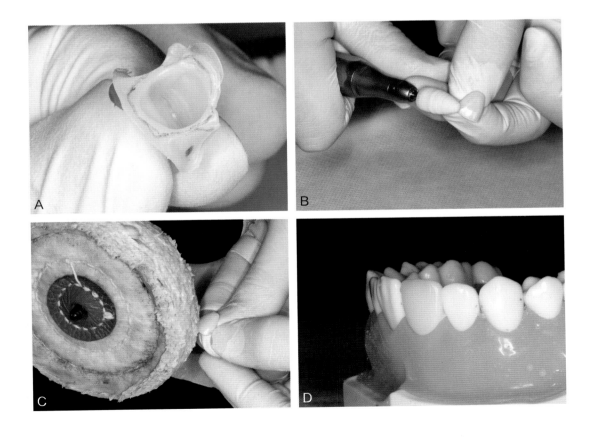

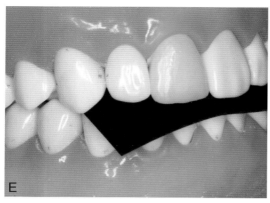 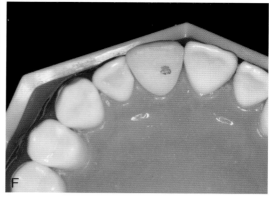

图2-9   调磨外形与口内试戴检查

A. 铅笔描绘龈边缘、邻接区；B. 修整11临时修复体外形；C. 低速布轮抛光；D. 模型上试戴临时修复体；E. 蓝色咬合纸检查牙尖交错𬌗时11临时修复体的咬合接触情况；F. 咬合纸显示咬合高点

【注意事项】

1. 预备体唇面稍向腭侧聚合，腭侧舌轴面形成颈部肩台时要磨除龈缘以上到舌隆突的倒凹，舌轴面与唇面近似平行或成一定的聚合度（<6°），近远中邻面向腭侧会聚形成圆三角形。

2. 人工牙11临时修复体的外形应参照同名牙。

【思考题】

1. 能否先进行腭侧舌面窝的预备，再进行唇面预备？

2. 人工牙11临时修复体的制作还可以采用什么方法？

3. 在患者口中试戴11临时修复体时，应该如何检查咬合并调𬌗？

实验三

烤瓷固定桥的牙体预备及临时修复体制作

【目的与要求】

1. 复习后牙烤瓷单冠牙体预备，加深对固定桥适应证和设计原则的理解，掌握固位体共同就位道的基牙预备方法。

2. 掌握自凝树脂的性能，学会使用自凝树脂（self-curing acrylic resin）间接制作临时修复体的方法和步骤。

【学时】

16 学时。

【实验内容】

1. 烤瓷固定桥基牙 34、36 的牙体预备。

2. 34—36 临时修复体的制作。

【实验用品】

仿头模、一个完整的下颌模型（去除 35）、高速涡轮手机、慢速直机、金刚砂预备车针一套（车针型号为 TR-11、TR-13、TF-S23）（图 3-1）、钨钢磨头、橡胶抛光磨头、自凝树脂、凡士林等。

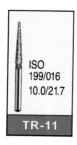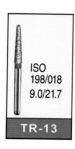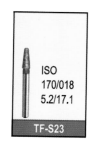

图 3-1　车针

【相关知识点】

固定义齿的基牙预备原则和要求，与全冠、部分冠、嵌体的牙体预备要求基本相同，需要注意以下三个方面。

1. 作为固定桥的固位体，各基牙预备体之间必须有共同就位道（固定桥在基牙上就位时，只能顺一个方向戴入，所以各基牙之间必须形成共同的就位道）。

2. 不同的固位体设计需要的基牙预备量，以及不同的牙体龈边缘预备形式（参照烤瓷单冠的预备）。

3. 固位体与桥体由连接体连接，因此在固位体预备时，必须根据连接方式的不同及材料使用的要求，留出连接体的空间（连接体的面积不应小于 $4mm^2$）。

【方法与步骤】

1. 𬌗面磨除（车针型号为 TF-S23、TR-13）（图 3-2）。

2. 轴面磨除　轴面磨除时还应遵循先预备颊舌面，再预备邻面的顺序（车针型号为 TR-11、TR-13）（图 3-3）。

3. 轴线角及颈部边缘修整（车针型号为 TR-13）（图 3-4）。

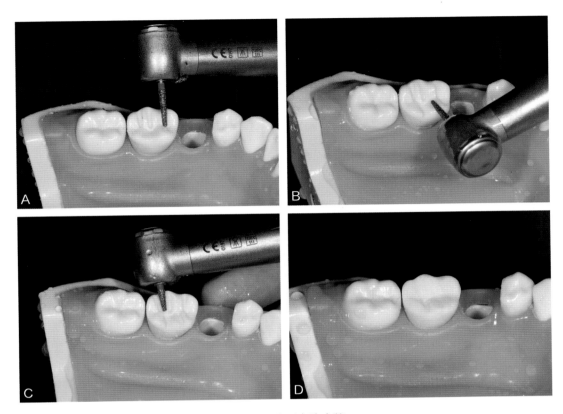

图 3-2 验面磨除步骤
A. 颊尖定深沟；B. 舌尖定深沟；C. 验面磨除；D. 验面磨除后成形

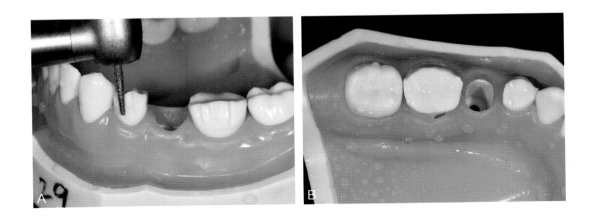

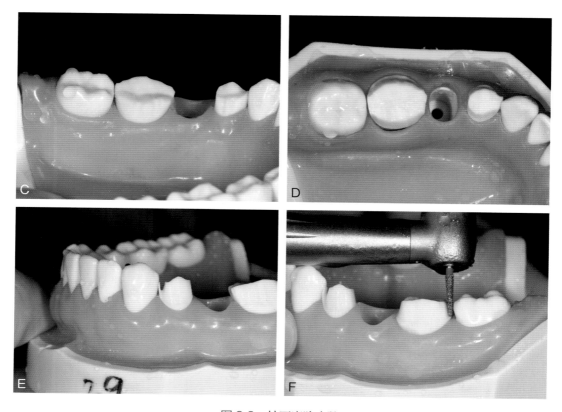

图 3-3　轴面磨除步骤

A. 预备颊面定深沟；B. 同期预备颊面；C. 预备舌面定深沟；D. 同期预备舌面；E. 预备邻面；F. 预备邻面勿伤及邻牙

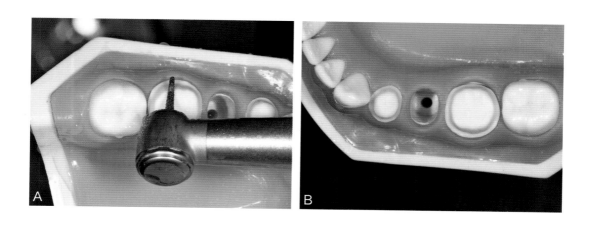

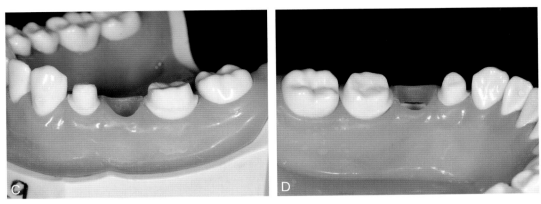

图 3-4　边缘修整与精修完成

A. 功能尖斜面预备；B. 检查肩台连续性及是否存在倒凹；C. 颊面观；D. 舌面观

　　牙体预备方法基本同烤瓷单冠的预备，不同之处在于两颗基牙的轴面预备过程中要注意互相平行或略聚拢（适当将基牙聚合度增大为 6°~8°），以取得共同就位道。

　　4. 制作树脂临时固定桥（图 3-5）。

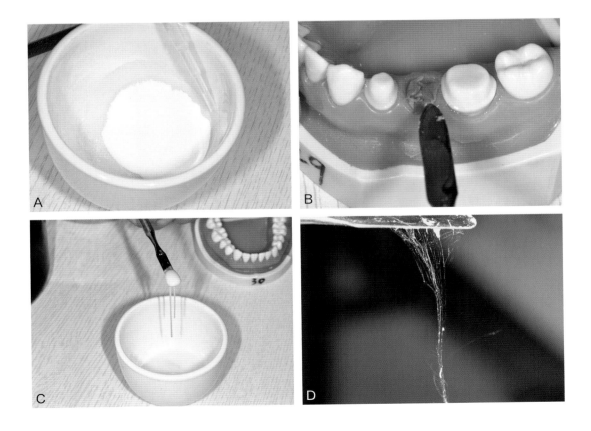

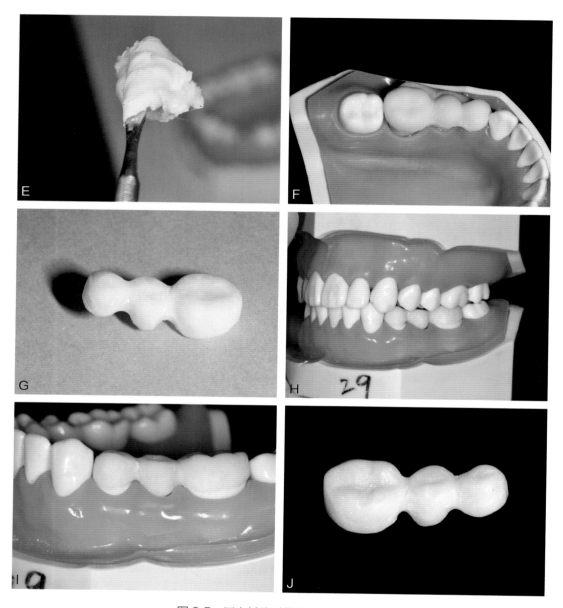

图 3-5 固定桥临时修复体的制作步骤

A. 粉液混合；B. 涂布分离剂；C. 稀糊期；D. 黏丝期；E. 黏丝后期开始塑形；F. 塑形；G. 硬化期放热后取下并调磨；H. 咬合调整；I. 注意修整龈外展隙；J. 修整、抛光

【注意事项】

1. 各基牙预备体之间必须有共同就位道。

2. 各基牙近缺隙侧轴面磨除量需足够，使得连接体有一定的空间来保证其强度。

【思考题】

1. 如何获得共同就位道？
2. 如何设计肩台类型？

实验四

后牙邻𬌗嵌体的牙体预备

【目的与要求】

1. 掌握嵌体的牙体预备要求、步骤及要点。
2. 熟悉嵌体的优、缺点，嵌体与高嵌体的应用。
3. 了解嵌体的粘接。

【学时】

4 学时。

【实验内容】

1. 复习嵌体的临床适应证，以及邻𬌗嵌体术前设计知识。
2. 下颌模型上后牙邻𬌗嵌体的牙体预备与精修。
3. 观看嵌体试戴与粘接过程的教学视频。

【实验用品】

仿头模与工作模型、36 树脂仿真牙、嵌体预备车针一套、高速涡轮手机、铅笔、探针等。

【相关知识点】

1. 修复前准备 检查缺损情况，合理选择嵌体材料与术前嵌体设计准备。

2. 预备具有固位形和抗力形的洞形。

（1）无倒凹：嵌体洞形轴壁应彼此平行，以便就位；外展不超过 6°，以保持良好固位。

（2）有洞缘斜面：洞缘处制备 45°、宽约 0.5~1.0mm 的洞缘斜面。首先，可去除无基釉，提高抗力；其次，可避免合金的铸造收缩导致边缘微渗漏；最后，还可选择性避开咬合接触点，避开咬合力。

注意：陶瓷嵌体不要求制备洞缘斜面。

（3）辅助固位形：抵抗嵌体脱位的固位形有𬌗面鸠尾及鸠尾峡、邻面片切面、针形、沟形等。

（4）后牙邻𬌗嵌体由𬌗面洞形、鸠尾、舌轴壁、邻面箱状洞形、龈壁、颊轴壁组成（**图 4-1**）。

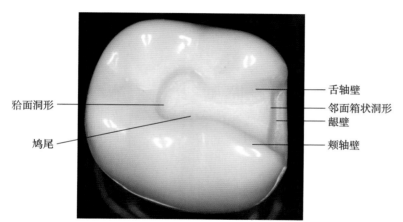

图 4-1 邻𬌗嵌体的组成

【方法与步骤】

1. 嵌体设计、画线及车针准备（图 4-2）。

2. 𬌗面洞形预备（图 4-3）

（1）使用车针 BR-41 在𬌗面定点、定深，𬌗面窝洞最终深度为 2.0mm，最浅部位约 1.5mm。

（2）使用车针 TF-S22 沿绘制的洞形范围扩展，制备𬌗面鸠尾，鸠尾峡部位于两个相对的牙尖三角嵴之间，宽度为𬌗面颊舌径的 1/3~1/2。预备𬌗面窝洞深度为 2.0mm，最浅部位约 1.5mm，边缘离开咬合接触约 1.0mm，底平壁直，轴壁稍向外展约 2°~6°。

3. 邻面洞形预备　制备邻面箱状固位形，龈壁宽约 1mm，颊、舌轴面角处至少留有 0.50~0.75mm 的修复体间隙，𬌗龈向深度至少 3mm，要求边缘位于自洁区，颊舌壁与𬌗面洞形连续、平直（图 4-4）。

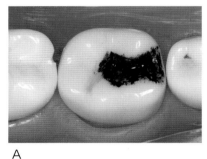
A

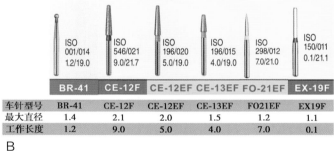
B

图 4-2　嵌体设计画线

A. 绘制嵌体预备形态；B. 嵌体预备车针（单位：mm）

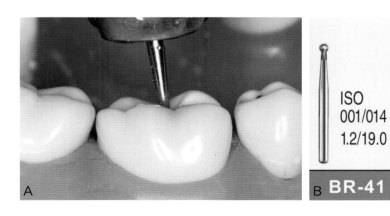
A　　B BR-41

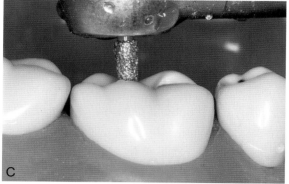
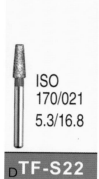

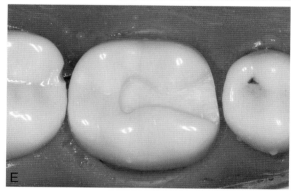

图 4-3   拾面洞形预备
A. 定点、定深；B. 定深车针；
C. 洞形扩展；D. 预备车针；
E. 拾面鸠尾洞形

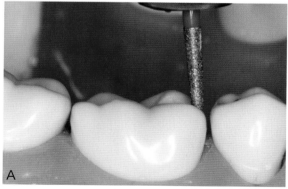
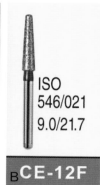

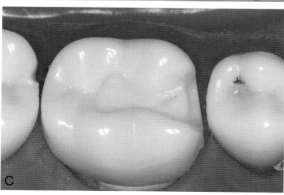

图 4-4   嵌体邻面预备
A. 邻面预备；B. 邻面预备车针；
C. 邻面预备完成

4. 洞缘斜面预备　所有洞缘处，即沿洞边缘起于牙釉质层 1/2 处，制备 45°，宽约 0.5~1.0mm 的短斜面（图 **4-5**）。注意陶瓷嵌体不要求制备洞缘斜面。

5. 精修完成　使用 CE-13EF、CE-12EF、FO-21EF、EX-19F 车针进行𬌗面、邻面精修抛光，点线角清晰圆钝，轴壁彼此平行，外展不超过 6°，以保持良好固位（图 **4-6**）。

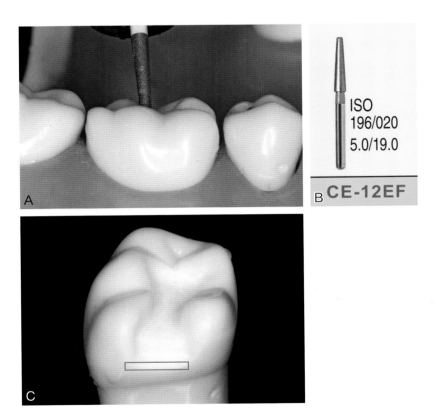

图 4-5　洞缘斜面预备
A. 洞缘斜面预备；B. 预备车针；C. 洞缘斜面（红色方框示）

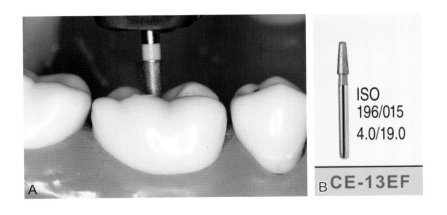

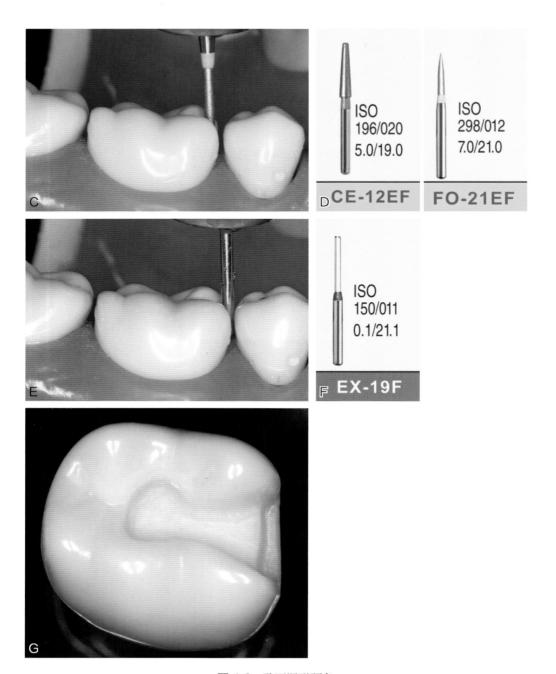

图 4-6　殆面洞形预备

A. 殆面精修；B. 殆面精修车针；C. 邻面精修；D. 邻面精修车针；E. 龈壁精修；F. 龈壁精修车针；G. 预备完成

【注意事项】

1. 嵌体牙体预备量比充填体大，应遵循生物学原则，尽量保留健康的牙体硬组织。
2. 嵌体的边缘线长，易发生继发龋，邻面预备应扩展至自洁区。
3. 应遵循嵌体的固位、抗力、辅助固位形设计要求。

【思考题】

1. 嵌体洞缘线设计位于对颌牙咬合区会引发什么临床问题及如何解决？
2. 充填体与嵌体的区别是什么？

实验五

前牙瓷贴面的牙体预备

【目的与要求】

1. 掌握三种不同类型前牙瓷贴面的预备方法。
2. 了解不同类型前牙瓷贴面的适应证。
3. 了解前牙瓷贴面的预备原则。

【学时】

4 学时。

【实验内容】

完成开窗型、对接型、包绕型贴面的牙体预备。

【实验用品】

金刚砂车针（EX-56、SR-11、TC-21、CR-22F、TR-25EF）、人工牙模型、高速涡轮机、铅笔等。

【相关知识点】

1. 前牙瓷贴面的分类 按照牙体预备的形式，前牙瓷贴面可以分为经典型贴面、邻面包绕型贴面、全包绕型贴面、舌贴面四种类型。经典型贴面根据切端牙体预备方式的不同，以及切端牙体组织与贴面的对接关系不同，大致可以分为三型：开窗型、对接型和包绕型（图 5-1）。

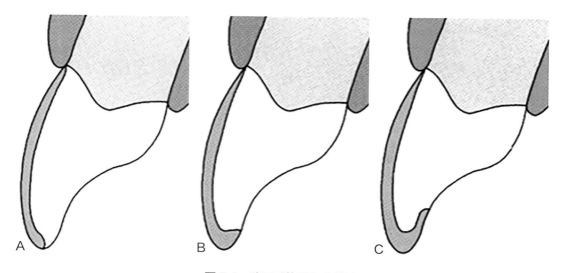

图 5-1 贴面牙体预备的设计
A. 开窗型；B. 对接型；C. 包绕型

2. 不同类型前牙瓷贴面的适应证

（1）开窗型：常用于无须改变牙冠长度的情况，多用于上颌前牙。

（2）对接型：常用于下颌前牙及牙冠切端较薄的情况。

（3）包绕型：多用于牙冠切端有一定厚度的情况，比如尖牙的贴面修复预备。

3. 前牙瓷贴面的预备原则

（1）尽量减少磨牙量。

（2）牙体预备要均匀、适量，保证足够的空间以形成修复体的正确形态。

（3）边界位于牙釉质层。

（4）边界尽量设计在易清洁区。

（5）内线角要圆钝。

（6）无倒凹影响贴面就位。

【方法与步骤】

1. 车针选择车针的型号参数如下所示。

前牙瓷贴面预备车针的型号参数　　　　　　　　　　　单位：mm

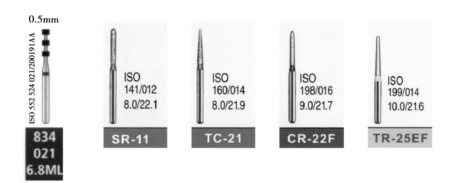

车针型号	金霸王 EX-56	SR-11	TC-21	CR-22F	TR-25EF
最大直径	0.5	1.2	1.4	1.6	1.4
工作长度		8.0	8.0	9.0	10.0

2. 唇面预备　先用定深车针预备出定深沟，再换合适的车针磨除剩余牙釉质。唇面磨除的量根据所用贴面材料及牙齿的变色程度而定。

唇面预备量，颈 1/3 约为 0.5mm；中 1/3 约为 0.7mm；切 1/3 约为 0.9mm；颈部形成宽约 0.3~0.5mm 的无角肩台。唇面预备应分为两个平面，即颈 1/3 和切 2/3，前者的标准预备量一般为 0.3~0.5mm，后者一般是 0.5~0.8mm（图 5-2）。

3. 邻面预备　邻面预备应视具体情况而定。

（1）牙齿间有正常的邻接关系时，邻面边缘应置于邻面唇侧不影响美观的区域内。

（2）牙齿间有间隙时，邻面边缘最好包绕整个邻面，注意去除倒凹。预备时将预备体邻面扩展至接触区，特别是龈外展隙处应尽量向邻面扩展，但不破坏邻面接触区（图 5-3）。

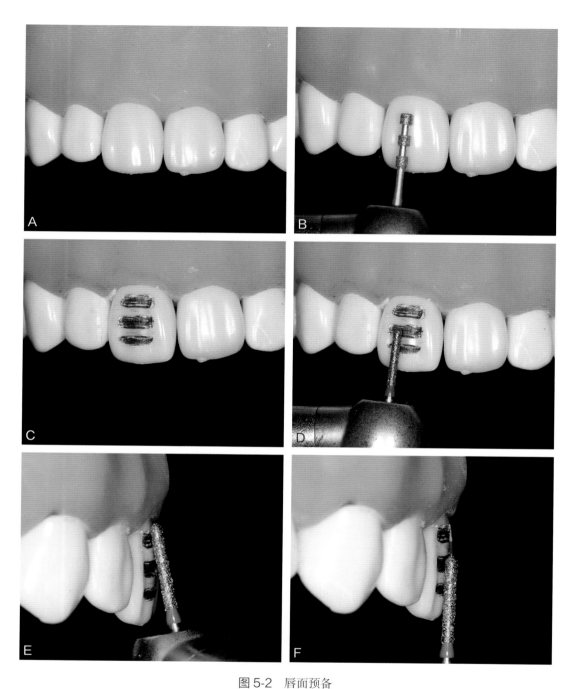

图 5-2 唇面预备

A. 模型唇面观；B. 唇面使用 EX-56 车针定深；C. 铅笔描记定深沟；D. 使用 SR-11 车针进行唇面预备；
E. 唇面颈 1/3 预备轴向侧面观；F. 唇面切 2/3 预备轴向侧面观

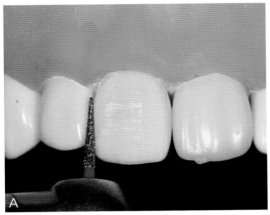
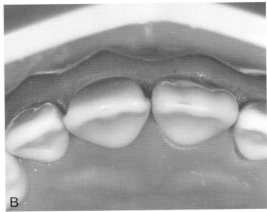
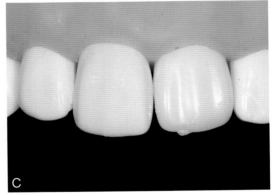

图 5-3 邻面预备
A. TC-21 车针邻面预备，尽量向邻面扩展，但不破坏邻面接触区；B.船面观；C.唇面观

4. 精修完成，完成开窗型贴面预备。

（1）龈边缘的形态：唇面形成宽 0.3~0.5mm 的无角肩台。

（2）龈边缘的位置：一般平齐龈缘，有遮色等需要时可位于龈下 0.5~1.0mm。龈外展隙处的边缘可适当位于龈下（图 5-4）。

（3）需要注意的是，当边缘位于龈下时，需要先排龈，再将边缘预备至龈下；使用细粒度金刚砂车针将预备体各边缘、线角修整圆钝，磨光预备体表面。

（4）开窗型贴面预备，需保持切端完整，沿切缘上缘制备出边缘即可。

5. 切端预备，完成对接型贴面预备 切端均匀去除 0.5~1.0mm，完成对接型贴面切端预备（图 5-5）。

6. 舌侧预备，完成包绕型贴面预备 在对接型的基础上再于切端腭侧制备并形成 0.5~1.0mm 深的无角肩台，切端腭侧完成线的位置约在切端向下 1~3mm 处，并应与两侧邻面完成线相连（图 5-6）。

【注意事项】

1. 贴面预备时牙体预备量不宜过大。

2. 邻面预备时将预备体邻面扩展至接触区，特别是龈外展隙处应尽量向邻面扩展，但不破坏邻面接触区。

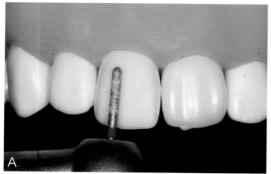

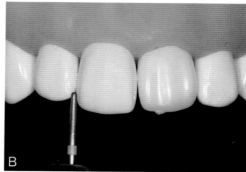

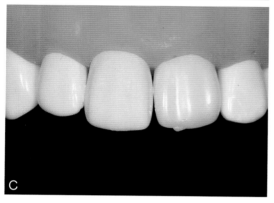

图5-4　精修抛光
A. 使用 CR-22F 车针精修；B. 使用 TR-25EF
车针抛光；C. 完成开窗型贴面的牙体预备

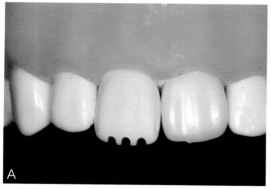

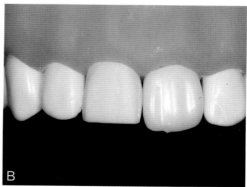

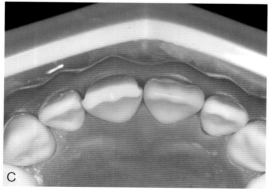

图5-5　对接型贴面切端预备
A. 使用 SR-11 车针将切端均匀去除 0.5~1.0mm；
B. 抛光；C. 完成对接型贴面切端预备

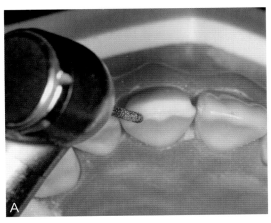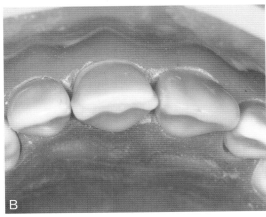

图 5-6　包绕型贴面舌侧预备

A. 使用 SR-11 车针在腭侧切端向下 1~3mm 处制备并形成 0.5~1.0mm 深的无角肩台；B. 完成包绕型贴面腭侧预备

3. 当边缘位于龈下时，需要先排龈，再将边缘预备至龈下。

【思考题】

不同类型前牙瓷贴面的适应证是什么？

实验六

可摘局部义齿的基牙预备

【目的与要求】

1. 熟悉可摘局部义齿（removable partial dentures，RPD）修复前进行余留牙外形调改与基牙预备的内容。

2. 掌握导平面、𬌗支托凹、隙卡沟的预备方法与要求。

【学时】

4 学时。

【实验内容】

根据研究模型观测结果，对基牙及其他余留牙外形进行修改。根据观测结果及可摘局部义齿设计，在基牙上进行导平面、𬌗支托凹和隙卡沟的预备。

【实验用品】

仿头模、实验用牙列缺损石膏模型、金刚砂车针、钨钢球钻、红蓝铅笔。

【相关知识点】

导平面与邻面板、小连接体或可摘局部义齿的坚固部分相接触，引导义齿顺利就位和脱位。

1. 导平面至少应为牙齿轴向高度的 1/3~1/2（通常至少为 2mm）。

2. 颊舌向超过舌侧轴面角。

3. 远中游离缺失病例的导平面应略短些，以减小基牙扭力。固位臂或对抗臂的舌面导平面应为 2~4mm，理想情况下应位于牙冠的中 1/3。

【方法与步骤】

1. 基牙和其他余留牙形态调整 根据模型观测结果，调改基牙及其他余留牙形态。卡环和小连接体经过基牙牙面时，如果观测线过高，应适当调磨，去除或减小过大、不利的倒凹，降低观测线的高度，便于放置卡环和小连接体。

2. 导平面预备（图 6-1）

（1）导平面预备量：①44 远中和 47 近中邻面，导平面自边缘嵴向龈方延伸 3~4mm。②35 远中邻面，导平面自边缘嵴向龈方延伸约 3mm；35 近中面舌侧，导平面

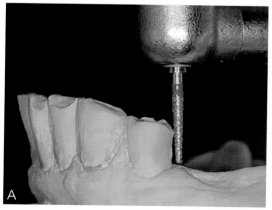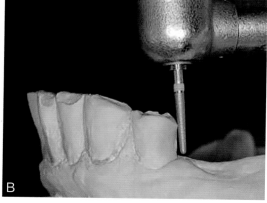

图 6-1 导平面的预备和抛光

A. 导平面的预备；B. 抛光预备平面

向龈方延伸 2~3mm。③24 远中和 27 近中邻面，导平面向龈方延伸 3~4mm。

（2）导平面预备方法：使用金刚砂车针，与就位道方向平行，磨除邻面过凸的部分，预备出与就位道平行的平面，预备量如前所述，宽度在邻面颊舌轴角之内，略偏舌侧。

3. 𬌗支托凹的预备（图 6-2~图 6-4）

（1）预备部位：在工作模型的 44 𬌗面远中、46 𬌗面近中和远中、35 𬌗面近中、

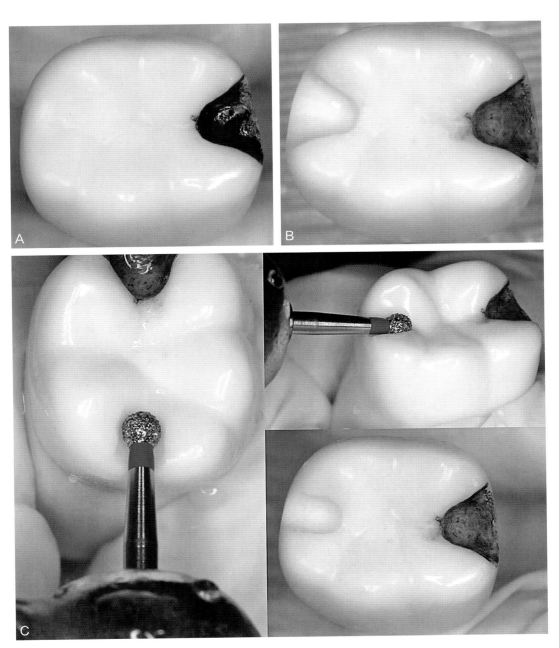

图 6-2　𬌗支托凹的预备
A. 工作模型的𬌗面近中；B. 工作模型的𬌗面近中和远中；C. 使用钨钢球钻预备𬌗支托凹

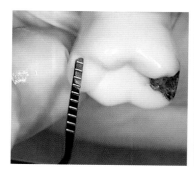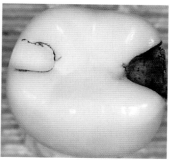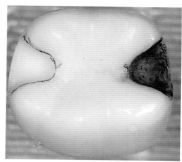

图6-3 𬌗支托凹深度约为1mm,向中央凹方向和颊舌向扩展成圆三角形

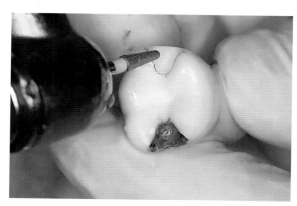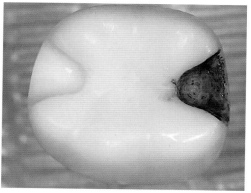

图6-4 使用抛光车针抛光𬌗支托凹

24𬌗面远中和27𬌗面近中预备𬌗支托凹。

（2）方法：使用钨钢球钻降低边缘嵴1mm,向中央凹方向和颊舌向扩展成圆三角形,𬌗支托凹最深处位于圆三角形中心,比边缘嵴深0.5mm。前磨牙𬌗支托的宽度为颊舌径的1/2,长度为近远中径的1/3。磨牙𬌗支托的宽度为颊舌径的1/3,长度为近远中径的1/4。

4. 隙卡沟的预备 前磨牙间预备深度和宽度为1mm的沟,沟底圆钝（图6-5）。

隙卡沟位于基牙及其邻牙的外展隙区,使用柱状车针沿相邻两牙颊、舌方向和近远中方向移动,磨切两牙的牙釉质,注意不要破坏接触点,底部圆钝,且不应是楔形。

隙卡沟深度,铸造卡环为1.5mm;弯制卡环为1.0mm。

5. 舌支托凹、切支托凹和铸造隙卡沟的预备 在其他模型上练习预备方法。

（1）上颌尖牙舌隆突支托凹：以舌隆突高点为中心,在周边磨出环形的支托凹,支托凹底为钝"V"形（图6-6）。

近远中长度为2.5~3.0mm,唇舌向为2.0mm,切龈向深度为1.5mm（图6-7）,牙体预备量大,不应在下颌前牙上进行。

"V"形边缘线长,易产生继发龋,不易制备,较少在天然牙上直接预备。

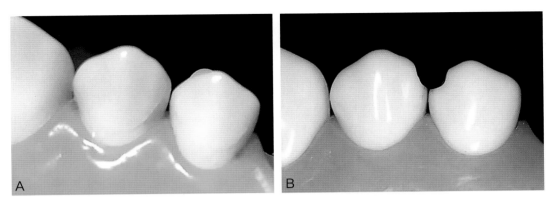

图6-5　隙卡沟的预备
A. 前磨牙之间预备隙卡沟；B. 预备完成后的形态

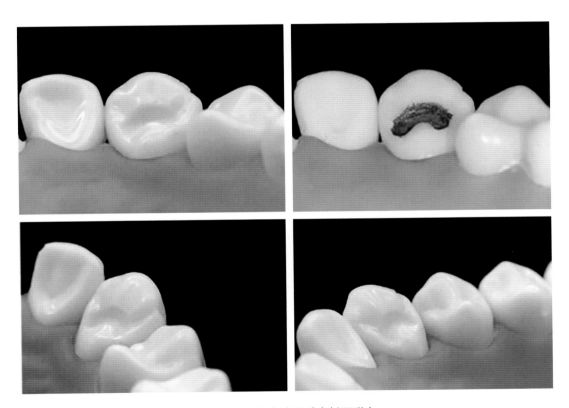

图6-6　预备完成的舌支托凹形态

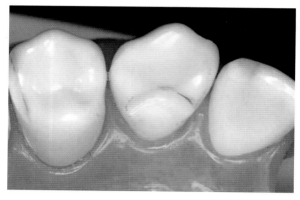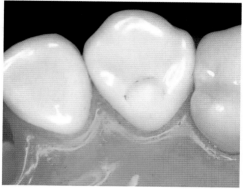

图 6-7　舌支托凹深 1.5mm，宽 1.5~2.0mm

（2）下颌尖牙切支托凹：前牙切支托凹预备，常在尖牙或切牙的近中边缘上（图 **6-8**）。切支托金属外露不美观，易干扰对颌牙的咬合运动。

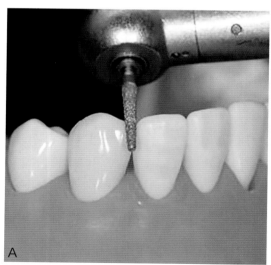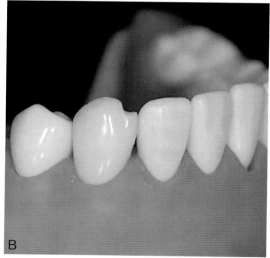

图 6-8　切支托凹的预备
A. 使用柱状车针预备切支托凹；B. 切支托凹预备后的形态

【注意事项】

1. 模型石膏硬度低，预备时注意保持稳定，避免预备过多。
2. 应在导平面预备完成后，再预备支托凹。

【思考题】

1. 支托的作用是什么?
2. 简述磨牙及前磨牙𬌗支托凹的预备要求。

实验七

可摘局部义齿的模型观测

【目的与要求】

1. 掌握观测线的描记方法和倒凹的区分，以及如何调整就位道。

2. 熟悉模型的三点标记法。

3. 了解平均倒凹法和调节倒凹法在义齿设计中的应用，以及如何调节基牙外形来更好地设计可摘局部义齿。

【学时】

4学时。

【实验内容】

1. 对研究模型进行模型观测。

2. 研究模型上模拟口内牙体预备。

3. 工作模型上完成导线描记和义齿各部件的描画。

4. 工作模型复制模型前完成填倒凹操作。

【实验用品】

模型观测仪、模型、2B铅笔、红蓝铅笔、打磨机。

【相关知识点】

1. 观测线的定义　观测线又称导线，是分析杆与基牙颊面或舌面接触点的连线。观测线殆方是非倒凹区，龈方是倒凹区，当牙体长轴与分析杆方向一致时，基牙的外形高点与观测线重叠，分析杆的方向就是义齿的就位方向。

2. 就位道的调整方式　改变义齿就位道的方向，可以改变基牙倒凹的深度、坡度与制锁角的大小，达到增减义齿固位作用的目的。当基牙超过2颗时，应该在导线观测仪上描记出义齿各部件戴入时的共同就位道，便于患者摘戴，满足义齿稳定和固位要求，避免义齿与邻牙出现过大的间隙。方法主要有平均倒凹法和调节倒凹法。

【方法与步骤】

1. 研究模型

（1）每组2个模型，在模型上确定最可能的就位道，以及基牙导平面（**图7-1**）。

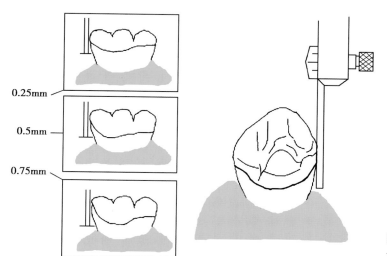

图7-1　选择不同深度倒凹测量尺和安装描记铅芯

（2）确定基牙，并按照确定的就位道描记基牙导线，测量倒凹深度（图 7-2）。

（3）确定是否有干扰就位和脱位的软硬组织隆突（图 7-3）。

（4）从固位体放置位置和美学角度最终确定最合适的就位道（图 7-4）。

（5）画出基牙的导线，标记需要调整的倒凹、缓冲和避让的位置等（图 7-5）。

（6）详细列举研究模型需要预备的位置。

2. 工作模型

（1）通过口内基牙预备，获取最佳就位道（图 7-6）。

（2）按照确定的就位道方向描绘导线，测量倒凹区域并确定最终的卡环位置（图 7-7）。

（3）在工作模型上描记卡环走向、大连接体范围及基托伸展范围（图 7-8）。

（4）使用蜡片填倒凹和缓冲位置：导平面龈方、义齿组织面与牙齿舌侧接触的龈向倒凹区和硬区等需使用蜡片填充（图 7-9）。

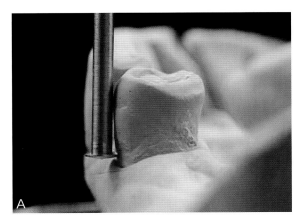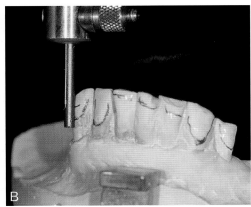

图 7-2　就位道的描绘
A. 选择就位道；B. 描绘共同就位道

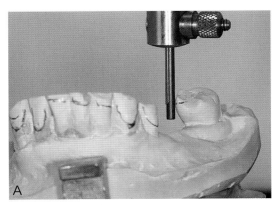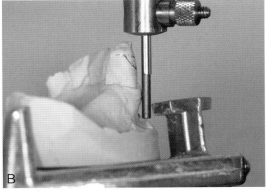

图 7-3　确定是否有干扰
A. 确定硬组织干扰；B. 确定软组织干扰

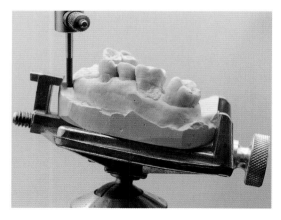

图 7-4 从固位体放置位置和美学角度最终确定最合适的就位道

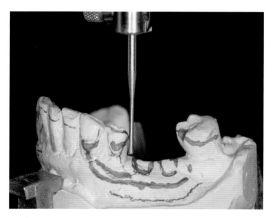

图 7-5 标记需要调整的倒凹、缓冲的位置

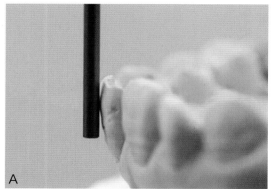

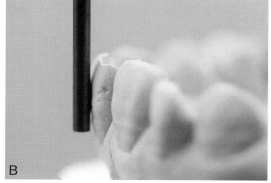

图 7-6 确定固位体的位置

A. 观测线靠近切端；B. 观测线靠近龈端

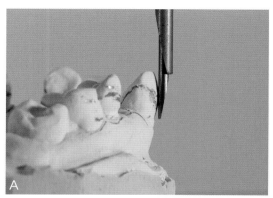

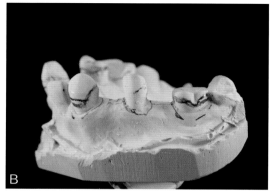

图 7-7 倒凹深度测量和卡环位置确定

A. 倒凹深度测量；B. 卡环位置确定

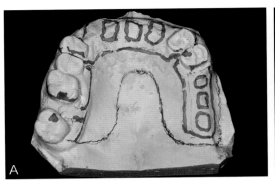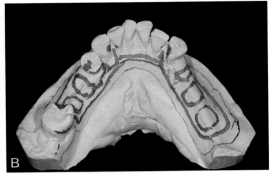

图 7-8 描记大连接体和基托范围

A. 上颌大连接体和基托范围；B. 下颌大连接体和基托范围

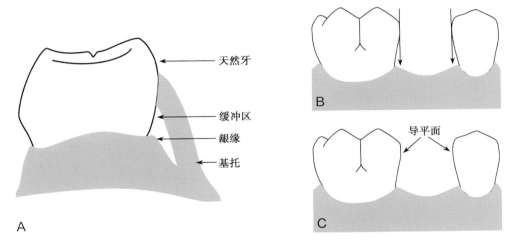

图 7-9 使用蜡片填倒凹和缓冲

A. 基托与天然牙位置关系；B. 未进行牙体预备时的倒凹区；C. 牙体预备后的导平面

【注意事项】

1. 在对研究模型观测后要画出义齿设计图。

2. 在工作模型上描记卡环走向、大连接体范围及基托伸展范围。

【思考题】

1. 确定义齿就位道需要考虑哪些因素？

2. 模型定位的目的是什么？

3. 下颌模型的义齿设计中，末端基牙为什么采用 RPI 卡环？

实验八

可摘局部义齿的卡环弯制

【目的与要求】

1. 熟悉弯制卡环的各种器械和使用方法。

2. 掌握𬌗支托、三臂卡环及间隙卡环的弯制方法。

【学时】

16 学时。

【实验内容】

在上颌工作模型上按设计标志线弯制𬌗支托和卡环。

【实验用品】

21 和 26 缺失的教学石膏模型、红蓝铅笔、三德钳、日月钳、三叉钳、鹰嘴钳、梯形钳、切断钳、0.8mm 和 0.9mm 直径的不锈钢丝、扁钢丝、蜡片、蜡勺、酒精灯、打火机、电动马达、各类磨头、锡焊、牙托粉、牙托水等。

【相关知识点】

1. 卡环的组成   卡环由卡环臂、卡环体、支托和连接体组成。

2. 卡环各部分的结构特点及作用   卡环臂为卡环的游离部，富有弹性。卡环臂尖位于倒凹区，是卡环产生固位力的主要部分。卡环臂的起始部分比较坚硬，位于非倒凹区，起稳定作用，防止义齿侧向移位。卡环体又称为卡环肩，位于基牙的非倒凹区，且不影响咬合，可阻止义齿龈向和侧向移动，起稳定和支持义齿的作用。

【方法与步骤】

1. 使用模型观测仪绘制基牙导线，倒凹深度为 0.75mm，确定就位道方向（图 8-1）。

2. 使用红蓝铅笔描画固位体的位置和形态、卡环的走向、连接体（加强丝）的位置，以及基托的伸展范围（图 8-2）。

3. 参考就位道制备 25 远中邻面、27 近中邻面的导平面，以及 25 远中𬌗支托凹、27 近中𬌗支托凹、14 和 15 之间的隙卡沟（图 8-3）。

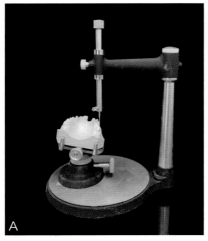
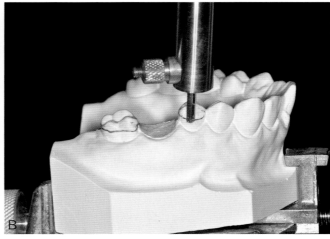

A B

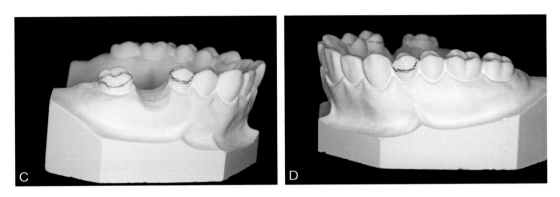

图 8-1　使用模型观测仪绘制基牙导线

A. 确定就位道方向；B. 绘制基牙导线；C. 25、27 基牙导线绘制完成；D. 14 基牙导线绘制完成

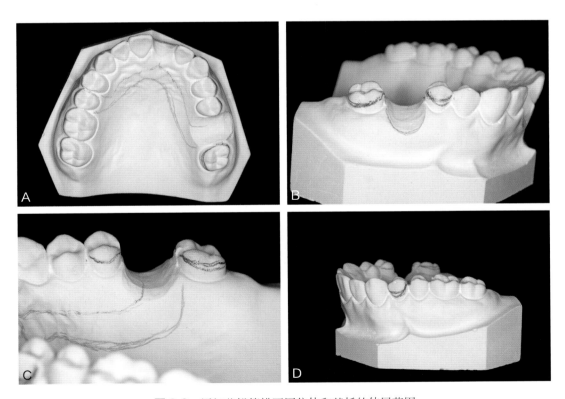

图 8-2　用红蓝铅笔描画固位体和基托的伸展范围

A. 蓝线为连接体的位置，红线为基托的伸展范围；B. 25、27 基牙卡环的颊侧走向；C. 27 基牙卡环的舌侧走向；D. 14 基牙卡环的颊侧走向

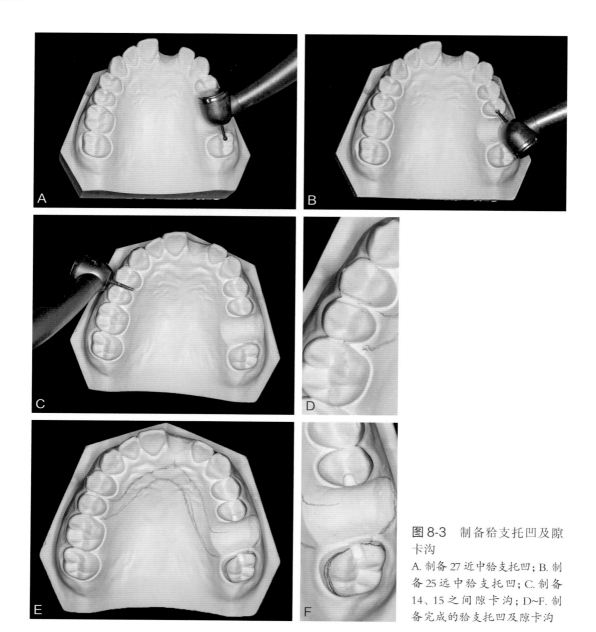

图 8-3 制备𬌗支托凹及隙卡沟

A. 制备 27 近中𬌗支托凹；B. 制备 25 远中𬌗支托凹；C. 制备 14、15 之间隙卡沟；D~F. 制备完成的𬌗支托凹及隙卡沟

　　（1）制备导平面：当基牙 25、27 有较大倒凹时，应使用柱状车针修整及抛光，制备导平面，导平面与就位道方向一致。

　　（2）制备𬌗支托凹：𬌗支托凹的深度、长度及宽度均有相应的要求。

　　1）𬌗支托凹的深度：与扁钢丝的厚度一致，约 1mm。

　　2）𬌗支托凹的长度：约为磨牙近远中径的 1/4~1/3，前磨牙近远中径的 1/3~1/2。

　　3）𬌗支托凹的宽度：与扁钢丝的宽度一致，约为磨牙颊舌径的 1/3，前磨牙颊舌径的 1/2，沟的底部应圆滑，边缘嵴转角处应圆钝。

（3）制备隙卡沟：深约1mm，宽约1mm，可以容纳0.9mm的不锈钢丝，制备时应注意不要破坏邻接点。

4. 弯制𬌗支托　取一段扁钢丝，用三德钳按基牙𬌗支托凹的长度弯成一钝角，根据基牙高度离开牙槽嵴顶约1mm处水平向弯成钝角，再根据缺牙间隙近远中距离减短约2~3mm，向上弯成钝角；然后，按上述要求形成另一基牙的𬌗支托，合适后剪断钢丝，将𬌗支托磨成圆三角形，末端逐渐变薄，使𬌗支托与𬌗支托凹密合（图8-4）。

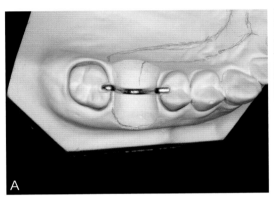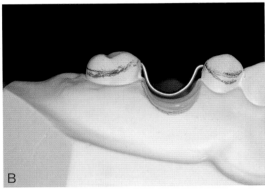

图8-4　弯制𬌗支托
A. 弯制完成的𬌗支托应与𬌗支托凹密合；B. 𬌗支托应均匀离开牙槽嵴一定距离

5. 弯制卡环臂　先弯制颊侧卡环臂，后弯制舌侧对抗臂。取一段0.9mm的钢丝，左手拿钢丝，右手拿三德钳，一般从右向左弯。顺钢丝弧度，用钳头夹住钢丝顶端逐渐弯成卡环所需要的弧度，并在模型基牙上比试是否密合，再根据牙冠的高度确定卡环体的位置，要求卡环体低于边缘嵴1mm，在卡环体部做记号，以钳背夹住卡环体部，示指压住钢丝向下弯，与钳背成90°角，再用钳头夹住卡环体顶部，示指压住钢丝向下向外弯成45°角，然后根据牙冠高度决定小连接体的位置。注意要离开牙嵴顶1mm。右侧弯制好后，再弯左侧的基牙卡环臂，根据缺牙区近远中距减小约3mm，向𬌗方弯成圆钝角，按牙冠的高度决定卡环体部转折的位置，以钳头夹住，示指压住钢丝向下向外弯成45°角，随后以钳头夹住体部的转折处，拇指、示指拉住钢丝向上弯成所需要的卡环臂弧度，并在模型上比试，合适后卡断钢丝。颊侧卡环臂弯好后，再弯制舌侧对抗臂（图8-5）。

6. 弯制间隙卡环　先弯颊侧卡环臂，后弯舌侧小连接体。取一段0.9mm的钢丝，根据基牙牙冠的颊面形态先弯成合适弧度，并在模型上比试，检查是否与牙冠颊面密合；再根据牙冠高度向舌侧方向将钢丝弯成90°角，并与隙卡沟密合；然后根据隙卡沟长度，将钢丝向下向舌侧弯成一钝角，距舌侧龈缘约5mm处，再将钢丝弯向缺牙区，并沿牙弓弧度走行，距离牙龈缘约3~5mm，注意连接体应均匀离开黏膜组织0.5mm（图8-6）。

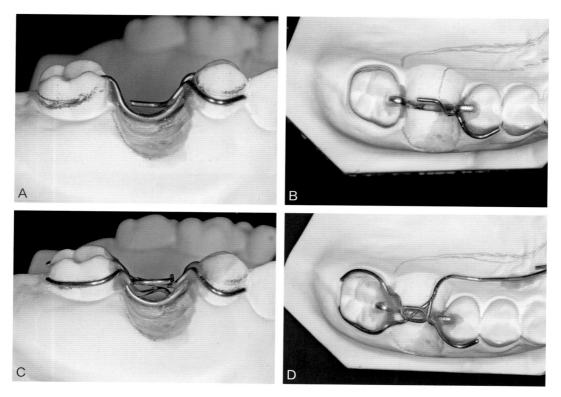

图 8-5　弯制卡环臂

A. 弯制完成的 25 颊侧卡环；B. 25 颊侧卡环𬌗面观；C. 弯制完成的 25、27 卡环；D. 25、27 卡环𬌗面观

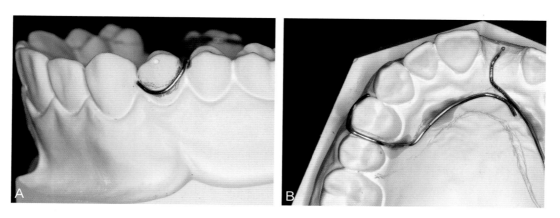

图 8-6　弯制间隙卡环

A. 24 间隙卡环颊面观；B. 24 间隙卡环𬌗面观

　　7. 卡环及连接体弯制完成后，用蜡将卡环臂固定于模型上，使用锡焊材料或红色自凝基托树脂将支架各部分连接在一起，防止制作义齿蜡型及装盒充胶过程中发生位置的移动。注意焊接时防止支架移位，同时锡焊或自凝基托树脂不宜过多（图 8-7）。

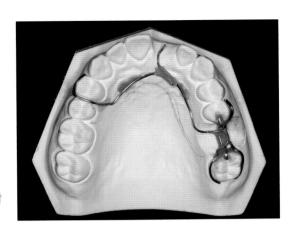

图 8-7　使用红色自凝基托树脂将支架各部分连接在一起

【注意事项】

1. 弯制卡环时不可损坏石膏模型，以免影响准确度。

2. 支架的各部分应放在模型的正确位置上，卡环体、卡环臂、𬌗支托应与基牙密合。

（1）卡环体的位置，应低于𬌗缘至少 1mm，与基牙轻轻接触，有利于义齿就位。

（2）小连接体不能过高或低，一般离龈嵴顶约 0.5~1.0mm，拐角处弯成钝角，避免进入基牙倒凹区。

（3）卡环臂应放在基牙的倒凹区，与基牙密合，离开龈缘 1mm，卡环臂尖不可过短。

3. 卡环弯制时尽量一次弯好，避免反复弯制，以减少材料的内应力和疲劳。钢丝表面要光滑，不要有明显的钳印，以免折裂。

4. 焊接支架时不应使用过多锡焊，注意不能使支架位置改变。

【思考题】

弯制𬌗支托和卡环的要点是什么？

实验九

可摘局部义齿的蜡型制作

【目的与要求】

掌握排牙、雕牙、制作蜡型的基本技能。

【学时】

4学时。

【实验内容】

1. 在支架弯制完成的模型上制作基托蜡型。

2. 雕刻人工牙。

【实验用品】

21和26缺失的教学石膏模型、酒精灯、打火机、雕刻刀、蜡匙、蜡片、喷灯等。

【相关知识点】

21、26的解剖生理特点。

【方法与步骤】

1. 将1mm厚的蜡片烤软，对折，放在模型上用手指挤压成形，使基托厚薄符合要求，按照所绘制的基托边缘线将多余的蜡片去除（图9-1）。

2. 用蜡刀修整蜡型边缘，使之符合要求（图9-2）。

3. 雕刻21、26蜡牙　雕刻蜡牙主要是用于缺牙间隙过小，无法选用成品牙排列的缺失后牙。雕刻后牙时可参照对侧同名牙，26殆面应略小于天然牙（图9-3）。

4. 参考邻牙颈缘曲线的形态位置，用蜡刀雕刻颈缘曲线（图9-4）。

5. 蜡牙及基托蜡型成形后，使用酒精喷灯喷光蜡型表面（图9-5）。

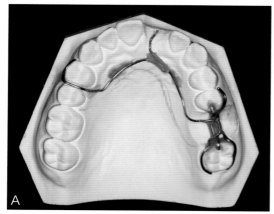
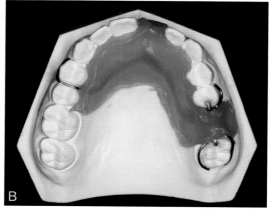

图9-1　铺蜡

A.确认绘制的基托边缘线；B.将蜡片烤软铺至模型上，并去除多余蜡片

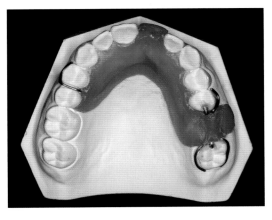

图 9-2　修整蜡型边缘

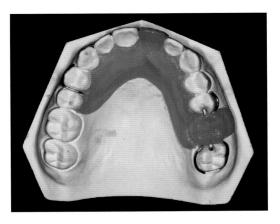

图 9-3　雕刻 21、26 蜡牙

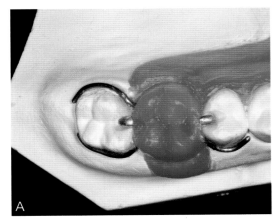

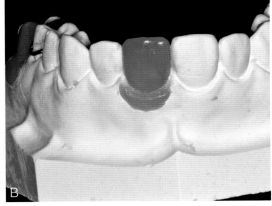

图 9-4　雕刻颈缘曲线
A. 用蜡刀雕刻 26 颈缘曲线；B. 用蜡刀雕刻 21 颈缘曲线

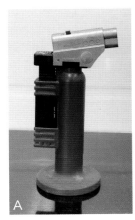

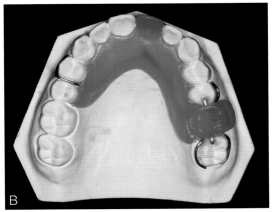

图 9-5　蜡型完成
A. 酒精喷灯；B. 喷光后的蜡型表面

【**注意事项**】

雕刻蜡牙时，置蜡不宜过多，着重雕刻好唇（颊）舌面外形、外展隙及颈缘曲线，后牙𬌗面应略小于天然牙。

【**思考题**】

可摘局部义齿基托伸展的原则有哪些？

可摘局部义齿的装盒

【目的与要求】

1. 掌握混装法的方法和步骤。

2. 了解整装法和分装法。

【学时】

4学时。

【实验内容】

将完成蜡型的可摘局部义齿工作模型修整装盒。

【实验用品】

橡皮碗、石膏调刀、毛笔、分离剂、石膏、型盒等。

【相关知识点】

1. 常见的装盒方法，有整装法、分装法、混装法。

（1）整装法：将支架、人工牙的唇颊面、基托等连同模型一起包埋在下半型盒内，只暴露基托的舌腭侧磨光面和人工牙的舌腭面，填塞树脂也是在下型盒中进行。

1）适用范围：整装法常用于前牙缺失、唇侧无基托的活动义齿，也可用于树脂基托较小或人工牙与牙槽嵴之间的间隙较大的义齿。

2）整装法的优点：义齿的所有组成部分均包埋在下型盒，与模型的位置关系稳定，人工牙和卡环不易移位，咬合关系稳定，所以义齿的精确度高。

3）整装法的缺点：适用范围较小。

（2）分装法：仅将模型包埋固定于下半盒内，而将人工牙、基托及支架（先削去基牙使卡环、支架悬空）全部暴露，去蜡后翻到上半盒里，填塞树脂在上半盒里。

1）适用范围：分装法多用于全口义齿的装盒，而缺牙很多、余留牙很少的可摘局部义齿也可用此法装盒。

2）分装法的优点：人工牙与固位体的位置关系变化较小。

3）分装法的缺点：固位体与模型的位置关系不精确，支架易移位，造成义齿整体上浮。

（3）混装法：将模型和支架包埋固定在下半盒内，而将人工牙和蜡基托暴露出来，以后人工牙翻置于上型盒内；当前后均有缺牙，而前牙鞍基唇侧无基托时，也可将人工前牙包埋于下型盒内。

1）适用范围：大多数可摘局部义齿的制作均采用这种装盒法，适用范围广。

2）混装法的优点：支架和模型包埋在一起，位置固定，填塞树脂时支架不易移位。

3）混装法的缺点：上下型盒间产生的间隙，可使义齿咬合升高。

2. 总结

（1）整装法：义齿所有部分留在下型盒内。

（2）分装法：义齿所有部分暴露翻至上型盒内。

（3）混装法：支架包埋留在下型盒内，蜡型、人工牙暴露翻至上型盒内（前牙可有例外）。

3. 实验课采用混装法进行装盒。

【方法与步骤】

1. 为了开盒时石膏与型盒易于分离，装盒前需在型盒内壁涂薄层凡士林作为分离剂。

2. 检查蜡型，模型浸水　将完成义齿蜡型的工作模型置于肥皂水中浸泡 10 分钟（图 10-1）。

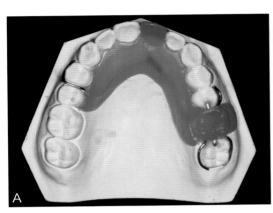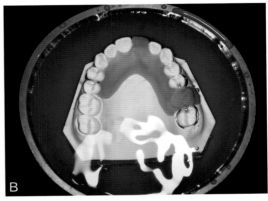

图 10-1　检查蜡型，模型浸水
A. 检查蜡型，确认蜡型完好；B. 模型浸水 10 分钟

3. 选择型盒并修整模型　将修整后的模型冲洗干净，放入下半型盒，确保模型边缘低于型盒边缘，人工牙等结构距型盒侧壁及上半型盒顶大于 5mm（图 10-2）。

4. 装下半型盒　将调拌好的白石膏倒入至下半型盒 1/2 高度，将模型压入型盒中央，用石膏包住模型唇颊舌面和余留牙牙面，以及卡环臂和𬌗支托，暴露整个义齿蜡型。模型就位时应向后牙区倾斜，包埋石膏表面平整、无倒凹，与下半型盒边缘平齐。下半型盒形成的坡面应无倒凹，有倒凹时上下型盒无法分离（图 10-3）。

5. 待包埋石膏硬固后，在石膏表面涂分离剂，对合好上半型盒（图 10-4）。

6. 灌注上半型盒　调拌白石膏，先用毛笔蘸石膏涂布在人工牙颈部等区域以确保无气泡，随后从型盒一侧边缘缓慢灌入石膏并轻轻振动型盒，使石膏流至各处，排除气泡。装满上半型盒后盖上型盒盖，除去型盒外面多余的石膏（图 10-5）。

7. 装盒要求

（1）支架要包埋牢固、可靠。

（2）蜡型部分要充分暴露。

（3）下半型盒形成的坡面平滑无倒凹。

（4）上下两半型盒充分压紧，上下两半型盒之间无石膏层。

【注意事项】

1. 修整模型时防止损伤模型、支架、人工牙和蜡型。

2. 调拌石膏时稀稠合适，利于操作。石膏过稠不易操作，而且容易产生气泡。

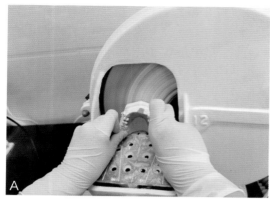

图 10-2　修整模型并选择合适的型盒
A. 修整模型；B、C. 人工牙和基托应距离型盒侧
壁 5~10mm；D、E. 人工牙等结构距上半型盒顶大
于 5mm；F、G. 如包埋石膏过薄，在操作过程中
容易折裂

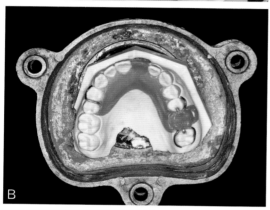

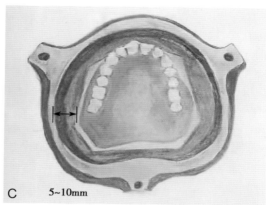

5~10mm

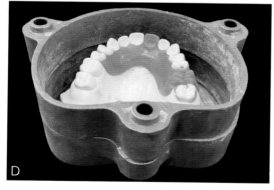

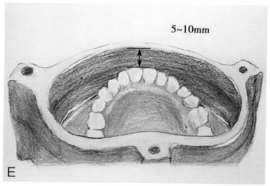

5~10mm

5~10mm

太薄易折裂

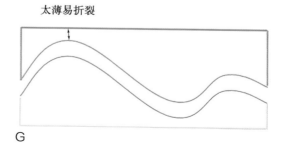

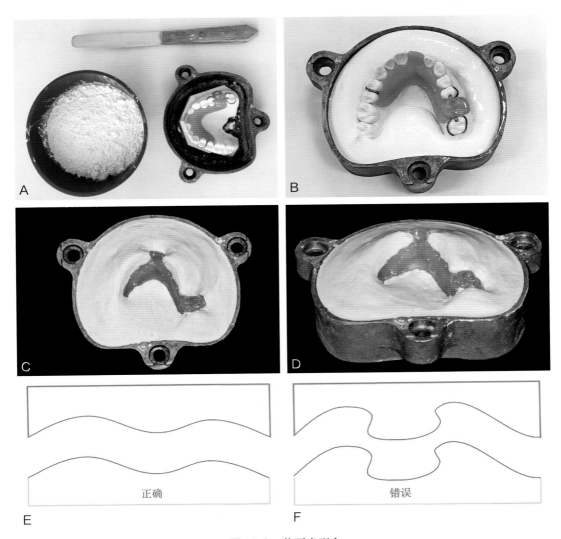

图10-3 装下半型盒

A. 准备好装下半型盒所用材料；B. 模型就位时应向后牙区倾斜；C. 包埋石膏与下半型盒边缘平齐；D. 包埋石膏表面平整无倒凹；E、F. 下半型盒形成的坡面应无倒凹，如有倒凹，则上下型盒无法分离

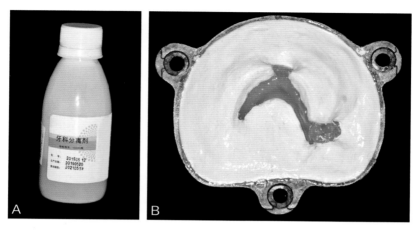

图 10-4 石膏表面涂布分离剂
A.分离剂；B.用毛笔或棉签将分离剂均匀涂布在石膏表面

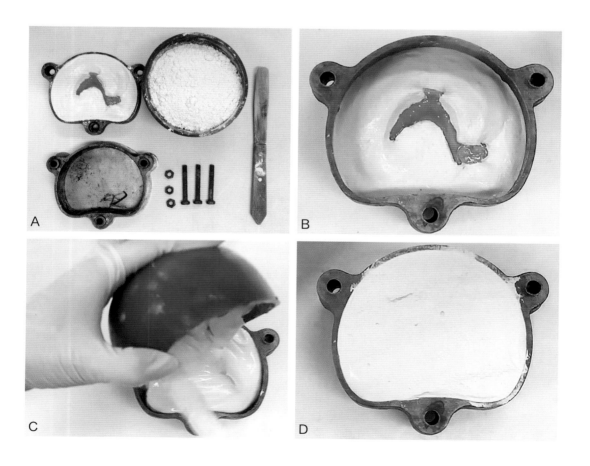

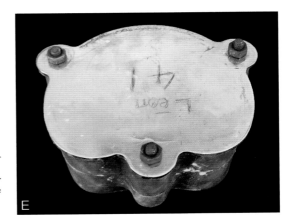

图 10-5　装上半型盒

A. 准备灌注上半型盒所用材料；B. 将上下型盒对齐卡稳；C. 调拌白石膏倒入型盒内，应注意防止气泡产生；D. 去除多余石膏；E. 盖上型盒盖，拧紧螺母

3. 石膏外表面勿形成倒凹，应呈小坡度的驼峰状，避免高耸陡峭，否则易形成薄弱部分，加压或开盒时易折断。

4. 动作迅速准确，3~5 分钟内基本结束操作。

5. 注意保持蜡型表面的光滑、完整。

6. 灌注上半型盒时，抖动不要太大，以防树脂牙移位脱落。

【思考题】

1. 简述常见的装盒方法及优缺点。

2. 可摘局部义齿装盒的要求是什么？

实验十一

可摘局部义齿的去蜡、充胶、热处理

【目的与要求】

掌握可摘局部义齿去蜡、充填基托树脂、热处理的方法和步骤。

【学时】

4 学时。

【实验内容】

完成 21、26 缺失可摘局部义齿去蜡至热处理的各步骤。

【实验用品】

分离剂、棉签、牙托粉、单体、瓷杯、调拌刀、保鲜膜、压榨器等。

【相关知识点】

热凝义齿基托树脂调配后的变化过程大致分为六期：湿砂期、稀糊期、黏丝期、面团期、橡胶期、坚硬期。面团期为最佳充填期，既不黏器械，又有良好的流动性和可塑性，且加压时体积能被压缩，以补偿部分聚合收缩。

【方法与步骤】

1. 烫盒，去蜡　将型盒置于热水（80℃以上）中浸泡 5~10 分钟，使蜡型软化，拧松螺丝，轻轻打开型盒，尽量去尽软化的蜡。应注意烫盒的温度不宜过高，时间不宜过长，以免熔蜡渗入石膏内；温度也不宜过低，如蜡型未软化时打开型盒，可能造成包埋的石膏折断（图 11-1）。

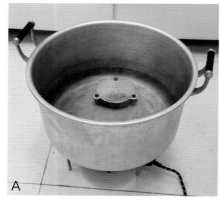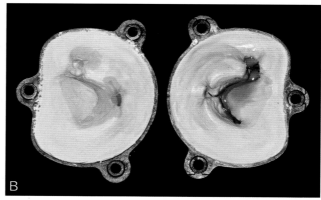

图 11-1　烫盒，去蜡
A. 将型盒置于热水中浸泡 5~10 分钟；B. 打开型盒，尽量去尽软化的蜡

2. 冲蜡　烫盒去除大部分蜡后，用开水将残留的蜡冲干净，注意冲蜡的水温一定要高，且具有一定的冲击力。冲蜡过程中，如有松动脱落的支架、折断的石膏等要收集起来，妥善放置，冲蜡后复位固定。冲蜡完成后，等待模型晾干（图 11-2）。

3. 涂布分离剂　模型表面无余水后均匀涂一层分离剂，注意不要涂在人工牙上和金属支架上（图 11-3）。

4. 调拌热凝树脂　先调白色，再调红色，调拌均匀，适量即可。首先，根据牙冠

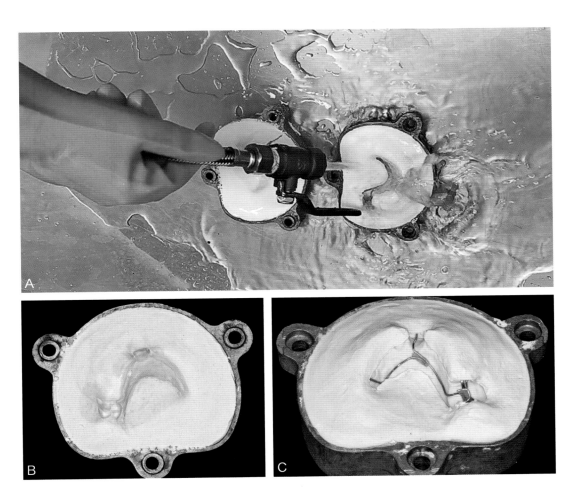

图 11-2　冲蜡

A. 用开水将残留的蜡冲干净；B. 蜡冲干净后的上半型盒；C. 蜡冲干净后的下半型盒

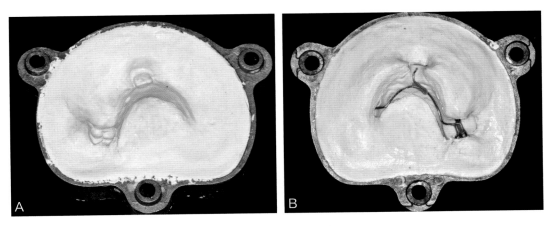

图 11-3　涂布分离剂

A. 石膏表面均匀涂布分离剂；B. 分离剂不要涂在人工牙上和金属支架上

大小、基托大小及厚薄，取适量的牙托粉。然后，加入单体，将单体滴入牙托粉中，直至完全浸润。注意单体不宜过多。加入单体后应搅拌均匀，可促进溶胀和颜色均匀。调拌容器应加盖，以防止单体挥发（图 11-4）。

　　5. **充填热凝树脂**　面团期为最佳充填期。首先，充填牙冠部位，将适量面团期的白色热凝树脂置于上半型盒的 21、26 缺失位置，用手指或充填器从四周向中间压缩填实，用雕刻刀修去多余的飞边，或将白色热凝树脂轻轻取出，用剪刀修剪，修剪后再放回原处。然后，取面团期的红色热凝基托树脂充填于下半型盒内，用手指轻轻挤压，让热凝树脂充满失蜡间隙（图 11-5）。

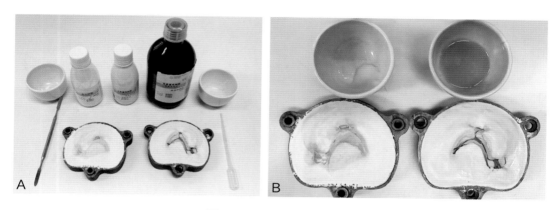

图 11-4　调拌热凝义齿树脂
A. 准备好调拌树脂所用材料；B. 调拌适量的热凝义齿树脂

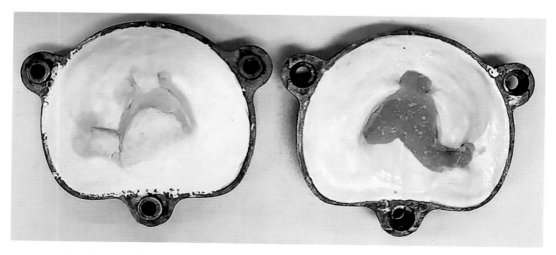

图 11-5　充填热凝义齿树脂，白色树脂充填于上半型盒，红色树脂充填于下半型盒

6. 试压　在上下型盒间放一层保鲜膜，关闭型盒，在压榨器上徐徐加压（**图 11-6**）。

7. 试压后打开型盒，去除多余的热凝树脂，在白色热凝树脂表面滴适量单体，将上下型盒闭合，用压榨器压紧，上紧螺丝放入冷水中缓慢加热至沸腾，保持 30~60 分钟，在水中自然冷却（**图 11-7**）。

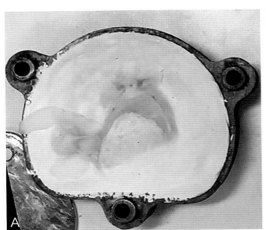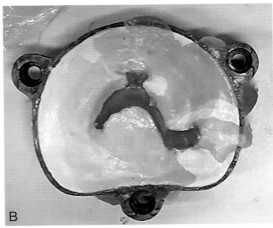

图 11-6　试压
A. 试压后可见多余的白色树脂；B. 试压后可见多余的红色树脂

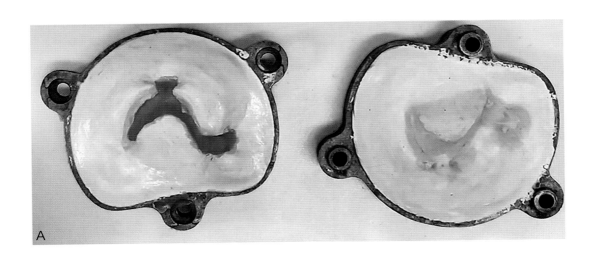

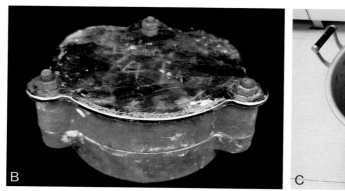
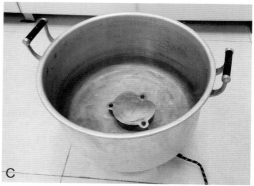

图 11-7　闭合上下型盒，加热

A. 去除多余的热凝树脂，在白色热凝树脂表面滴适量单体；B. 用压榨器压紧，上紧螺丝；C. 放入冷水中缓慢加热至沸腾，保持 30~60 分钟

【注意事项】

1. 把握好树脂最佳充填期，充填量要足够。

2. 充填时不能有石膏碎块、玻璃纸、分离剂等混入树脂内，特别注意不要在人工牙与树脂间残留保鲜膜。

3. 不要使用暴力给压榨器加力，防止型盒损坏。

【思考题】

义齿基托中出现气泡的原因有哪些？

实验十二

可摘局部义齿的开盒、磨光

【目的与要求】

1. 掌握义齿磨光的基本操作方法、步骤和要求。

2. 熟悉开盒的方法和步骤。

【学时】

4 学时。

【实验内容】

可摘局部义齿的开盒、磨光。

【实验用品】

扳手、石膏剪、慢速手机、各类磨头、布轮、石英砂、磨光马达等。

【相关知识点】

各类磨头的使用顺序。

【方法与步骤】

1. 开盒，去除石膏　拧松螺丝，用石膏剪轻轻撬松并打开上下型盒，用锤子分离石膏与型盒，用石膏剪剪去义齿周围的石膏，将义齿完整取出。用雕刻刀或蜡刀将义齿上的石膏尽量去除干净，并用流动水冲刷。若仍有石膏残留，去除不尽，则可将义齿置于 30% 枸橼酸钠溶液内浸泡数小时至 24 小时，义齿上黏附的石膏被枸橼酸钠溶液溶解后，极易刷干净（**图 12-1**）。

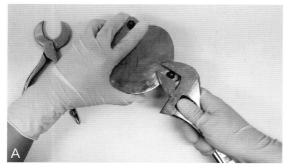
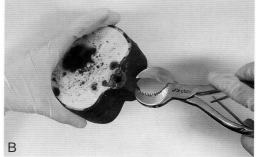
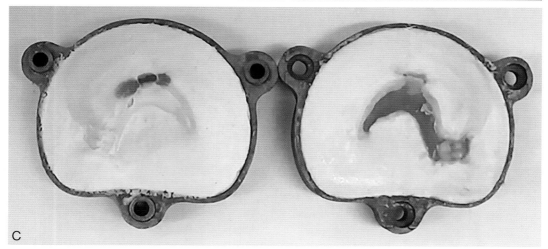

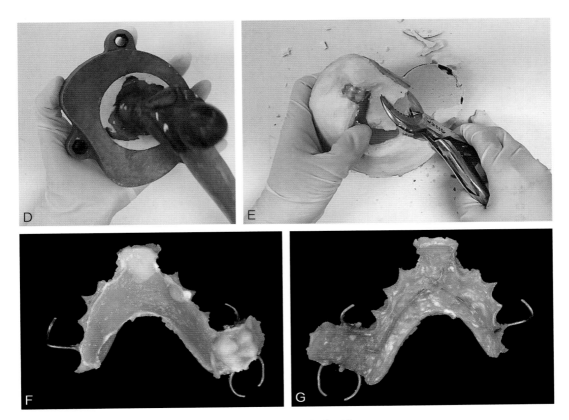

图 12-1　开盒，去除石膏

A. 开盒，拧松螺丝；B. 用石膏剪轻轻撬松并打开上下型盒；C. 上下型盒分离；D. 用锤子分离石膏与型盒；E. 用石膏剪剪去义齿周围的石膏，将义齿完整取出；F. 可摘局部义齿𬌗面观；G. 可摘局部义齿组织面观，组织面残留石膏

　　2. 磨光义齿　义齿需要仔细磨光，使其磨光面平滑光亮，并有合理的形态，边缘要圆钝，组织面无黏附的石膏和树脂小瘤。

　　（1）粗磨：用磨头磨除飞边、组织面的石膏及树脂小瘤，靠近卡环体部的多余树脂可用较小的磨头磨除，操作过程中注意不要损伤支架。

　　（2）细磨：粗磨是基础，只有在粗磨磨平的基础上才能将义齿打磨光亮。依次使用粗、中、细抛光磨头对义齿磨光面进行磨光。最后使用磨光布轮配合石英砂进行抛光（**图 12-2**）。

【注意事项】

1. 开盒时勿因敲击而损伤义齿，使用石膏剪时应注意用力方向，防止剪断基托。

2. 磨光时注意保护好卡环，操作要有支点。

3. 布轮抛光时，注意防止卡环挂在布轮上造成义齿损坏或变形。

4. 磨光用的布轮应先置于水中浸湿，以免摩擦生热使基托变形。

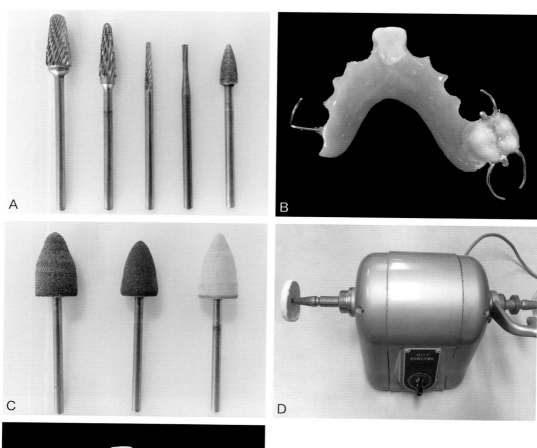

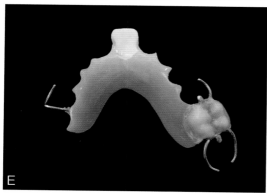

图12-2 磨光义齿
A.粗磨时用到的磨头；B.粗磨完成后的可摘局部义齿形态；C.细磨时用到的抛光磨头；D.使用磨光布轮配合石英砂进行抛光；E.细磨抛光完成后的可摘局部义齿

【思考题】

可摘局部义齿如何开盒、磨光，操作过程中应注意哪些问题？

全口义齿殆托的制作

【目的与要求】

1. 熟悉后堤区的制作方法。
2. 掌握无牙颌𬌗托的制作方法和要求。

【学时】

8 学时。

【实验内容】

1. 在上颌工作模型上制作后堤区。
2. 在工作模型上制作𬌗托。

【实验用品】

无牙颌石膏工作模型、基托蜡片、蜡刀、酒精灯、烫蜡板、直尺、铅笔、钢丝、钢丝钳、分离剂等。

【相关知识点】

（一）𬌗托

1. 𬌗托的组成与作用   𬌗托由基托和𬌗堤两部分组成，作用是记录和转移上颌与颞下颌关节的位置关系、记录和转移垂直与水平关系、指导人工牙的选择和排列。

2. 𬌗托的制作要求   有固位力，在记录颌位关系时不产生变形。

3. 制作𬌗托前工作模型的处理步骤   画基托边缘线→记录标志线→缓冲→填倒凹→制作后堤区。

4. 基托边缘线的绘制   唇颊黏膜反折线，注意避让系带；上颌后界——腭小凹后 2mm 处，两侧后缘包绕上颌结节至翼上颌切迹；下颌后界——磨牙后垫的前 1/2 处。

5. 需要缓冲的区域   上颌硬区、下颌隆突、下颌舌骨嵴、颏孔、切牙孔、牙槽骨骨突、增生的组织、未愈合的拔牙创口。

（二）后堤区

1. 后堤区的概念   前后颤动线之间的区域，义齿可稍加压力，能够作为上颌义齿后缘的封闭区，称为后堤区。此区宽约 2~12mm，平均 8.2mm，有一定的弹性，能起到边缘封闭的作用。

2. 后堤区施加压力的原因   由于前颤动线为硬腭后缘，后颤动线为软腭前缘，全口义齿在此处可以加压，患者在发音时会发生颤动，所以此处如果不加压，发音时基托与组织之间会出现间隙，破坏义齿的边缘封闭作用，从而降低义齿的固位力。

3. 后堤区的范围   在腭小凹后 2mm 到两侧翼上颌切迹画一条线，为后堤区的后缘；从腭中缝开始，在此线前方 2mm 向两侧画一条弓形曲线至翼上颌切迹。这两条线之间最宽处为 5mm，围成的区域即为后堤区。

（三）𬌗堤

1. 𬌗堤的宽度   前牙区宽 5mm，后牙区宽 10mm。

2. 𬌗堤的高度   上颌前部 20~22mm，后部 16~18mm；上颌𬌗堤后缘形成 45° 的斜面；远中止于第二磨牙的远中。下颌前部 18~19mm，后部与磨牙后垫高 1/2 处平齐。

3. 切牙乳突与𬌗堤中切牙切缘的位置关系   两颗上颌中切牙的交界线应以切牙乳突为准，上颌中切牙唇面置于切牙乳突中点前 8~10mm，上颌两侧尖牙牙尖顶连线应通过切牙乳突中点前后 1mm 范围内。

【方法与步骤】

1. 画基托边缘线　沿着工作模型的唇颊黏膜反折线画线；上颌后界边缘线位于腭小凹后 2mm 处，两侧后缘包绕上颌结节至翼上颌切迹；下颌后界边缘线位于磨牙后垫的前 1/2 处。注意避让系带，在系带处画 "U" 形边缘线（图 13-1）。

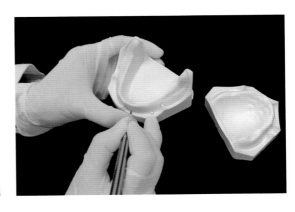

图 13-1　画基托边缘线

2. 记录标志线　包括中线、牙槽嵴顶连线、磨牙后垫标志线。牙槽嵴顶线分为前牙区牙槽嵴顶线（I）和后牙区牙槽嵴顶线（M），共有 5 点标志，即确定正中部、左右两侧的尖牙及左右两侧第一磨牙的位置，并用直线连接。然后将直线延长记录在模型的侧面（图 13-2）。

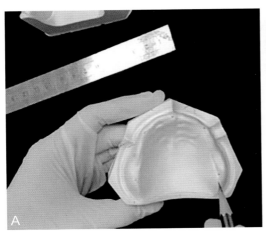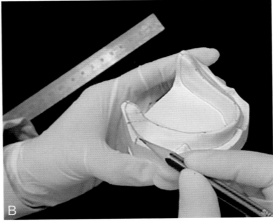

图 13-2　标志线的绘制
A. 牙槽嵴顶连线；B. 标志线延长记录到模型侧面

3. 制作后堤区   用铅笔在上颌模型的腭小凹后 2mm 到两侧翼上颌切迹画一条线，此为后堤区的后缘。然后从腭中缝开始，在此线前方 2mm 向两侧再画一条弓形曲线至翼上颌切迹，这两条线之间最宽处为 5mm，围成的区域就是后堤区的位置（**图 13-3**）。

雕刻刀沿后缘线刻一条 2mm 宽的"V"形沟，沟的深度在腭中缝处为 1mm，腭中缝与翼上颌切迹间最深 1.5mm，至翼上颌切迹逐渐变窄变浅。然后沿此沟将后堤范围内前部的石膏刮除，越向前、越近中线和牙槽嵴刮除越少，后缘处最深（**图 13-4**）。

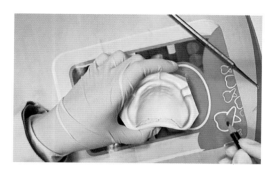

图 13-3   画基托边缘线

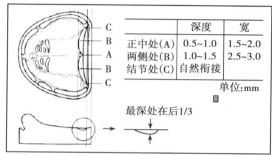

图 13-4   后堤区的深度

	深度	宽
正中处（A）	0.5~1.0	1.5~2.0
两侧处（B）	1.0~1.5	2.5~3.0
结节处（C）	自然衔接	

单位：mm

最深处在后 1/3

4. 在工作模型上制作𬌗托

（1）暂基托的制作：首先取一片完整的基托蜡片切成 2/3 和 1/3 两片（大片用于上颌，小片用于下颌），将蜡片在酒精灯上均匀烤软后相对折叠，放在模型上轻轻按压，使其与模型组织面及边缘贴合。用蜡刀将模型边缘多余的蜡片切除。将蜡基托用冷水冲凉后从模型上取下，用热蜡刀将基托边缘修整光滑（**图 13-5**）。

（2）蜡堤的制作：再取半片蜡片，在酒精灯上均匀烤软后，用正面反面折叠的方法将蜡片卷成 8~10mm 的长条，沿着牙槽嵴顶线弯曲成马蹄形（注意弯曲时，手指的力量要尽量使蜡条一边弯曲，一边拉长使蜡堤成形）。成形后将蜡堤以正确的位置压在蜡基托上，形成前牙区宽 5mm、后牙区宽 10mm 的蜡堤（**图 13-6**）。

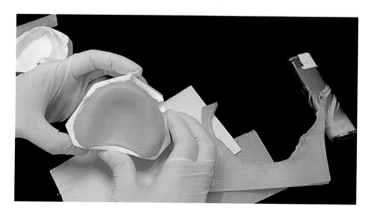

图 13-5   蜡片制作暂基托

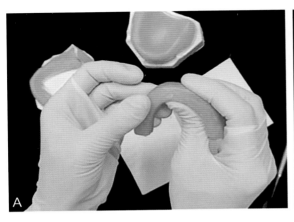
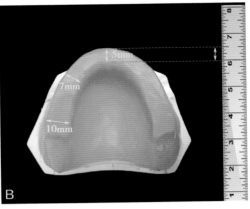

图 13-6　蜡堤的制作

A. 弯曲蜡片制作蜡堤；B. 蜡堤的宽度

（3）固定与修整：用热蜡刀将蜡堤和蜡基托连接处熔化固定。将烫蜡板烧热后按压在蜡堤𬌗平面上，确定蜡堤高度。上颌前部蜡堤高度调整为 20~22mm（蜡基托唇侧边缘至蜡堤平面），后部蜡堤略低于前部，为 16~18mm。将蜡𬌗托冲凉后，用蜡刀修整唇颊面形态（丰满度），蜡堤唇侧与蜡基托唇侧边缘（前庭反折处）平齐并稍唇倾，与蜡堤平面（𬌗平面）的角度略小于 90°。下颌前部蜡堤高度为 18~19mm，后部与磨牙后垫高 1/2 处平齐（**图 13-7**）。

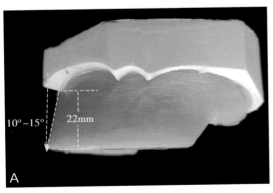
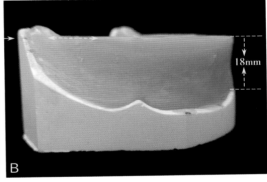

图 13-7　蜡堤高度

A. 上颌蜡堤高度；B. 下颌蜡堤高度

【注意事项】

1. 铺蜡基托时注意按压力量要均匀，防止暂基托厚度不均，过薄的区域容易破损影响固位。

2. 蜡刀加热后要注意防护，防止烫伤自己或他人。

3. 酒精灯要严格遵守正确的使用方法，点燃前确定乙醇的量是否足够或过满，燃烧后切勿拿起移动，注意保护自己和他人，切勿烫伤、燃烧物品（头发）。

4. 将蜡堤与基托熔化固定时，注意模型要有一定的倾斜角度，让熔化的蜡液流出，防止堆积在基托上影响基托形态；还要注意不要将熔化的蜡液滴在工作模型上，影响模型准确度。

【思考题】

1. 后堤区的意义是什么？

2. 殆托的作用是什么？

3. 临床上上颌前部蜡堤的高度及殆平面的高度如何确定？

全口义齿颌位关系的记录与转移

【目的与要求】

1. 掌握确定全口义齿颌位关系的方法。

2. 了解面弓转移上𬌗架的操作方法。

【学时】

4 学时。

【实验内容】

1. 仿头模上确定颌位关系记录。

2. 工作模型上𬌗架。

【实验用品】

制作完成𬌗托的无牙颌石膏模型、橡皮碗、石膏调刀、石膏、𬌗平面规、垂直距离测量尺、半可调𬌗架等。

【相关知识点】

1. 颌位关系记录　用𬌗托来确定并记录患者面下 1/3 的适宜高度和两侧髁突在下颌关节凹生理后位时的上下颌位置关系，以便在这个上下颌骨的位置关系上，用全口义齿来重建无牙颌患者的正中关系𬌗。

2. 上颌𬌗托𬌗平面的要求　前部在上唇下缘以下露出约 2mm，且与瞳孔连线平行；𬌗平面的后部，从侧面观要与鼻翼耳屏线平行，𬌗堤的唇面要充分衬托出上唇，使上唇丰满自然。

3. 垂直距离的概念　为天然牙列呈牙尖交错𬌗时，鼻底至颏底的距离，也就是面下 1/3 的距离。

4. 确定垂直距离的方法　临床上可以采取多种方法相互参考来确定垂直距离。

（1）下颌姿势位的垂直距离减去息止𬌗间隙的方法。

（2）瞳孔至口裂的距离等于垂直距离的方法。

（3）面部外形观察法。

（4）发音法。

（5）拔牙前记录法。

5. 垂直距离恢复不正确的临床表现

（1）垂直距离恢复过高：表现为面下 1/3 距离增大；上下唇张开，勉强闭合上下唇时，颏唇沟变浅，颏部皮肤呈皱缩状，肌肉张力增大，容易出现肌肉疲劳感；出现义齿撞击音；义齿易脱位；造成牙槽嵴吸收加速。

（2）垂直距离恢复过低：面下 1/3 距离减小，唇红部显窄，口角下垂，颏唇沟变深，颏部前突。患者面容衰老、疲劳、咀嚼功能低下。

6. 水平颌位关系的记录方法

（1）哥特式弓（Gothic arch）描记法。

（2）直接咬合法：是指利用𬌗堤及𬌗间记录材料，嘱患者下颌后退并直接咬合在一起的方法，重点是帮助下颌后退，具体又可分为卷舌后舔法、吞咽咬合法、后牙咬合法、诱导法，以及肌肉疲劳法。

【方法与步骤】

1. 确定颌位关系并记录

（1）首先，将上颌𬌗托戴在仿头模的无牙颌上，用𬌗平面规贴住蜡堤，检查蜡堤𬌗平面角度。通过调整蜡堤的高度，使蜡堤平面位于上唇下 2mm，前部与瞳孔连线平行，后部与鼻翼耳屏线平行。然后，将上颌𬌗托从仿头模上取下，用蜡刀在两侧后牙区蜡堤表面各切两条不平行的"V"形沟，深度 1mm。最后，在蜡堤表面涂一薄层凡士林。

（2）松开仿头模下颌固定钮，使仿头模处于闭口状态，确定适当的垂直距离。用垂直距离测量尺测量并记录鼻底至颏底的距离。

（3）再将上下颌𬌗托同时戴入仿头模，模拟正中关系咬合，用垂直距离测量尺检查垂直距离，通过调整下颌蜡堤高度，使上下颌𬌗托咬合至适当的垂直距离。

（4）取下下颌𬌗托，将下颌蜡堤后部高度去除 2mm，再将烤软的两层蜡片置于此处。然后将下颌𬌗托重新戴入仿头模，做正中关系咬合至上下𬌗托前部蜡堤接触，保持咬合状态至下颌蜡堤后部软蜡硬固，这样就记录了水平颌位关系。

2. 确定标志线　确定仿头模面部中线，用蜡刀刻画在上下颌蜡堤唇面；根据仿头模面罩两侧口角的位置，在上颌蜡堤唇面刻画口角线。最后将𬌗托从仿头模上取下，检查上下颌蜡堤咬合接触是否均匀稳定，𬌗托与模型是否贴合，无变形。

3. 观看面弓转移的教学视频。

4. 工作模型上𬌗架　抬起𬌗架的上颌体，调拌白石膏，分别堆砌在上颌模型底面和上颌体的架环上。放下上颌体使切导针与切导盘接触，去除多余石膏，将石膏表面修整光滑，待石膏完全硬固。上下翻转𬌗架，将上下颌𬌗托及下颌模型对合在已固定的上颌模型上，调拌石膏将下颌模型固定在𬌗架下颌体的架环上。

【注意事项】

1. 在仿头模上无法模拟临床患者口内确定𬌗平面及咬合垂直距离的情况，实验中可用固定数值来代替。

2. 调拌石膏稀稠度要合适，操作要迅速。

【思考题】

1. 临床上如何确定垂直距离？垂直距离异常的临床表现是什么？

2. 确定正中关系的方法有哪些？

3. 面弓有哪些作用？

全口义齿排牙

【目的与要求】

1. 掌握全口义齿人工牙排牙的基本原则与方法。
2. 掌握全口义齿平衡𬌗理论。

【学时】

20 学时。

【实验内容】

1. 全口义齿前牙的排牙。
2. 全口义齿后牙的排牙。

【实验用品】

已完成上𬌗架的无牙颌石膏工作模型、解剖式成品树脂人工牙一副、基托蜡片、酒精灯、蜡匙、蜡刀、玻璃板、直尺、记号笔、慢速手机、磨头等。

【相关知识点】

1. 人工前牙的选择　人工牙有不同的大小型号，在选择高度与宽度时可参考相应的解剖标志，高度根据颌间距离、唇高线、唇低线来确定，宽度根据牙弓宽度大小、口角线等来确定。人工前牙形态应与面形协调，颜色应根据患者年龄、皮肤颜色确定，此外，还应考虑性别等因素。

2. 人工后牙的选择　根据𬌗面形态可分为解剖式牙（牙尖斜度约30°）、半解剖式牙（牙尖斜度为20°），以及非解剖式牙（牙尖斜度为0°）。

根据牙槽嵴的宽窄和高低，高而宽的牙槽嵴选解剖式牙或半解剖式牙，低而窄的牙槽嵴选非解剖式牙。人工后牙近远中总宽度应等于下颌尖牙远中面至磨牙后垫前缘的距离。牙冠唇面高度根据颌间距离大小，尽可能选择唇面长一些的人工牙，以利于美观。

3. 上下颌前牙的排列位置（表 15-1）

表 15-1　上下颌前牙的排列位置

牙位	切缘	唇舌向	近远中向	颈部	旋转度
11、21	接触𬌗平面	近直立，微外倾	颈部微向远中	微向舌侧、远中倾斜	与𬌗堤唇面一致
12、22	离开𬌗平面1mm	外倾	颈部微向远中，大于上颌中切牙	向舌侧、远中倾斜	与𬌗堤唇面一致
13、23	牙尖接触𬌗平面	内倾	颈部微向远中，介于上颌中切牙、侧切牙之间	突向唇侧，略向远中倾斜	与𬌗堤唇面一致
31、41	超出𬌗平面1mm	微外倾	直立	微向舌侧倾斜	与𬌗堤唇面一致
32、42	超出𬌗平面1mm	近直立	颈部微向远中倾斜，大于下颌中切牙	微向远中倾斜	与𬌗堤唇面一致
33、43	牙尖顶超出𬌗平面1mm	内倾	颈部微向远中倾斜，大于下颌中切牙、侧切牙	向远中、唇侧倾斜	与𬌗堤唇面一致

4. 上颌后牙的排列位置（表 15-2）

表 15-2　上颌后牙的排列位置

牙位	离开𬌗平面的距离/mm	颊腭向	近远中向	颈部	牙槽嵴顶
14、24	颊尖：0.0 舌尖：1.0	内收	颈部向远中	微向颊侧、远中倾斜	舌尖
15、25	颊尖、舌尖均为0.0	直立	直立	直立	舌尖
16、26	近舌尖：0.0 远舌尖：1.0 近颊尖：1.0 远颊尖：1.5	外倾	颈部微倾近中	微向近中、腭侧倾斜	舌尖
17、27	近舌尖：1.0 远舌尖：2.0 近颊尖：2.0 远颊尖：2.5	更加外倾	颈部更倾近中	更向近中、腭侧倾斜	舌尖

【方法与步骤】

1. 排列前牙　排列人工前牙时应先排列上颌前牙，再排列下颌前牙。

（1）上颌前牙的排列：上下颌模型以中线为依据，在上颌蜡堤唇侧，相当于一侧中切牙的位置上，用热蜡匙去除唇侧部分蜡堤，然后将周围的蜡烫软，将该侧中切牙排在此处，调整位置合适后用蜡刀烫蜡将人工牙固定在蜡堤上，然后用同样的方法排列对侧中切牙。此时应注意，两颗中切牙的近中面与中线相一致，颈部靠近上颌牙槽嵴顶，切缘在𬌗平面上并指向下颌牙槽嵴顶的唇侧，如颌间距离较小，牙颈部已与模型接触而妨碍排牙时，可用小磨石将牙颈部稍稍磨短。按同样方法依次排列上颌侧切牙和尖牙，排好后应仔细检查前牙弓的弧度是否整齐一致，中线是否正确（图 15-1）。

（2）下颌前牙的排列：先排下颌中切牙，要求牙颈部位于下颌牙槽嵴顶上或微偏唇侧，切缘超过蜡堤𬌗平面并与上颌前牙有适当的覆𬌗、覆盖关系，唇面微向唇侧倾斜。31、41 间的中线与上颌中线相一致。按同样方法排列侧切牙和尖牙。上下颌前牙的覆𬌗一般约 1mm，覆盖约 2mm（图 15-2）。

2. 排列后牙　后牙的排列顺序是先按照第一前磨牙、第二前磨牙、第一磨牙、第二磨牙排列出一侧上颌后牙，再排列同侧下颌后牙，最后排列对侧上下颌后牙（Snow 排牙法）。

（1）一侧上颌后牙排列：用蜡刀沿下颌牙槽嵴顶连线在下颌蜡堤后部𬌗平面上刻一条标记线，上颌后牙舌尖应对准该线。用蜡刀削去部分上颌蜡堤，换以烤软的蜡条，用蜡匙烫软蜡堤，排列上颌第一前磨牙，牙体长轴位于上颌的牙槽嵴顶上，舌尖对准下颌牙槽嵴上所画的标记线，然后根据后牙排牙顺序，依次排列各个上颌后牙，要注意掌握好不同牙的牙尖与𬌗平面的关系（图 15-3）。

（2）同侧下颌后牙排列：上颌后牙排列完成后，去除下颌蜡堤，按确定的正中关系，依第一磨牙、第二前磨牙、第一前磨牙、第二磨牙的顺序排列同侧下颌后牙。上下

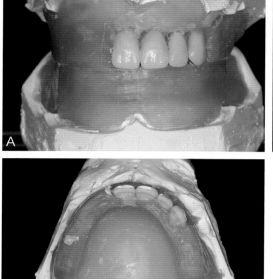

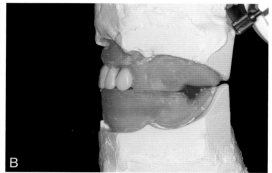

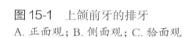

图 15-1　上颌前牙的排牙

A. 正面观；B. 侧面观；C. 殆面观

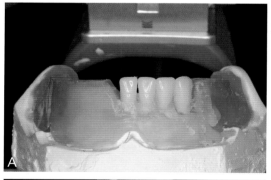

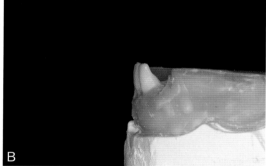

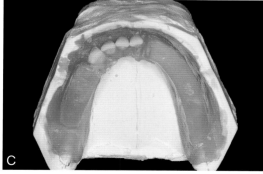

图 15-2　下颌前牙的排牙

A. 正面观；B. 侧面观；C. 殆面观

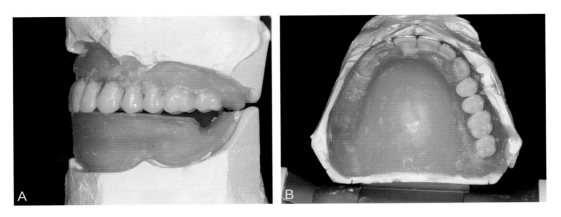

图 15-3 一侧上颌后牙排牙完成
A. 侧面观；B. 𬌗面观

颌第一磨牙排成中性关系，下颌后牙排于牙槽嵴顶，牙尖与上颌后牙完全嵌合接触（最广泛接触），正常覆𬌗、覆盖。排第一前磨牙时，如排牙间隙不足，可调磨人工牙远中面；如间隙较大，可调整邻牙接触紧密度，或倾斜牙尖（**图 15-4**）。

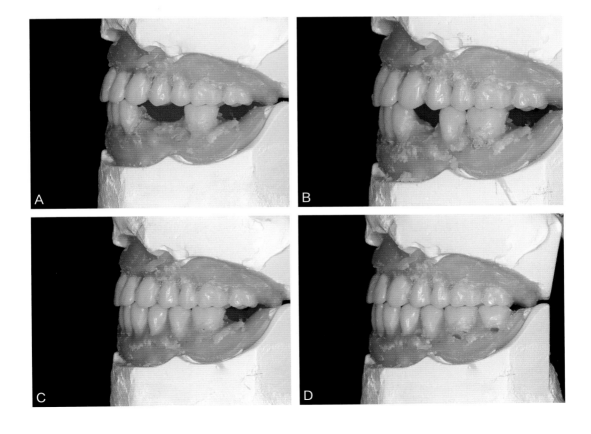

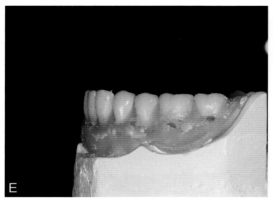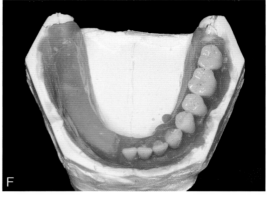

图 15-4　同侧下颌后牙排牙

A.下颌第一磨牙排成中性关系；B.下颌第二前磨牙的排列；C.下颌第一前磨牙的排列；D.下颌第二磨牙的排列；E.下颌后牙排牙完成侧面观；F.下颌后牙排牙完成𬌗面观

（3）同样的方法，完成对侧上下颌后牙的排列。

3. 咬合检查与调改

（1）人工牙的排列检查：中线、前部𬌗平面是否正确，人工牙的切缘或牙尖与𬌗平面的关系，牙体长轴与𬌗平面的角度关系是否正确，后牙的功能尖是否排列在牙槽嵴顶处，后牙牙尖连线是否形成正确、连续的纵𬌗曲线、横𬌗曲线，覆𬌗、覆盖是否正确，𬌗平面是否平分颌间距离。

（2）平衡𬌗的检查与调整：使用半可调式𬌗架可检查平衡𬌗，如使用半可调𬌗架则无法检查。检查正中𬌗有无早接触，侧方/前伸𬌗是否达到平衡𬌗。

所谓早接触是指当正中𬌗多数牙尖不接触时个别牙尖的接触。𬌗干扰是指在侧方𬌗、前伸𬌗接触滑动过程中多数牙尖不接触而个别牙尖的接触。

【注意事项】

1. 前牙切端要形成一段连续的弧线。

2. 排列下颌前牙时要注意和上颌前牙形成浅覆𬌗、浅覆盖且正中咬合不接触的关系，以减少功能运动时施加在前牙牙槽嵴上的侧向力。

3. 排列上颌后牙时以玻璃板作为𬌗平面参考，并且整个排牙过程中需要维持𬌗平面。

4. 通过上颌后牙牙尖与𬌗平面的关系排列上颌后牙，实现补偿曲线。

5. 排牙过程中实现上下颌后牙最大面积接触。

6. 用蜡刀烫蜡时温度不可过高，以免烫坏人工牙，如果人工牙𬌗面有蜡，应及时去除，避免影响咬合及对颌牙排列。

【思考题】

1. 全口义齿排牙原则是什么？
2. 全口义齿前牙覆𬌗、覆盖的特点是什么？前牙正常覆𬌗、覆盖的意义有哪些？
3. 如何判断、调磨𬌗干扰和早接触？

全口义齿蜡型制作、充胶、调𬌗及抛光

【目的与要求】

1. 熟悉全口义齿蜡型制作的方法与要求。

2. 熟悉义齿装盒、冲蜡、充胶、热处理的方法与要求。

3. 熟悉义齿上𬌗架调𬌗、义齿磨光的方法。

【学时】

4 学时。

【实验内容】

1. 制作全口义齿基托蜡型。

2. 义齿装盒、冲蜡、充胶、热处理。

3. 义齿上𬌗架调𬌗、磨光。

【实验用品】

基托蜡片、蜡刀、酒精灯、酒精喷灯、牙刷、纱布、干棉球等。

【相关知识点】

1. 在制取全口义齿终印模后，边缘的精细形态（长度及厚度）可由围模灌注法准确反映在模型上，参考它来完成义齿基托边缘的厚度及形态的制作，有利于义齿达到理想的边缘封闭。

2. 牙冠露出的长短与龈乳头的情况应与患者的年龄相称，年龄大者牙龈退缩，牙根暴露，临床牙冠增长，龈乳头稍肿胀，蜡型完成时可模仿天然牙的情况。

3. 在蜡型上相当于牙根的位置，形成牙根的长度及突度，上颌以尖牙最长，侧切牙最短，中切牙介于两者之间；下颌以尖牙最长，中切牙最短，侧切牙介于两者之间。

4. 为了获得有利于义齿稳定的肌力和尽量减少不利的力量，需要制作良好的磨光面形态，一般基托磨光面应呈凹面，唇、颊、舌肌作用在基托上时能对义齿形成夹持力，使义齿更稳定。

5. 热凝树脂基托材料调配的水粉比（体积）为 2∶1，材料凝固可分为湿砂期、稀糊期、黏丝期、面团期、橡胶期，以及热处理后的坚硬期，装盒充胶的操作在面团期进行。

6. 选磨调𬌗的目的是保持牙尖交错位时人工牙的正确咬合接触，在前伸及侧方运动时实现平衡𬌗。

【方法与步骤】

1. 制作义齿蜡型

（1）从𬌗架上取下排好人工牙的上下颌模型。首先用热蜡刀将原蜡基托边缘与模型烫实、封闭，再用烤软的基托蜡片将基托与人工牙结合处的凹陷填平、烫实，使人工牙唇、颊、舌面与基托表面移行，后部基托颊舌面形成浅凹面。唇颊侧基托表面适当雕刻沿牙体长轴凹凸的牙根轮廓，上颌尖牙唇侧牙根形态凸起较为明显。

（2）沿牙颈部切除人工牙唇、颊、舌面覆盖的基托蜡，形成自然的颈部龈缘曲线，牙间形成龈乳头。唇颊侧龈缘蜡型厚 1mm，与前牙唇面成 60°，与后牙颊面成 45°，舌侧龈缘与牙面移行（图 16-1）。

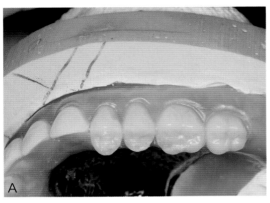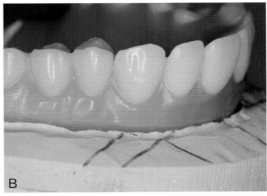

图 16-1　义齿蜡型的完成
A. 基托边缘的完成；B. 基托牙龈的形态

（3）完成蜡型雕刻后，为使后期基托树脂固化后容易打磨，应对蜡型表面进行光滑处理。首先，用牙刷轻轻去除蜡型表面黏附的碎蜡屑，再用纱布摩擦细处。然后，用酒精喷灯吹光。在使用酒精喷灯时应掌握火焰的大小、距离和方向。火焰尖端应尖而细，喷灯距蜡型表面不能太近，以免将人工牙烧焦变色，应使整个蜡型表面刚好熔化而不流动，既保证磨光面的光滑，又能保持良好的外形不改变。最后，用干棉球将基托表面磨光。

2. 装盒、冲蜡、充胶可参考可摘局部义齿相关内容。

3. 开盒、调𬌗及打磨抛光可观看教学视频。

【注意事项】

1. 制作义齿蜡型的过程中，注意不要改变已排好的人工牙的位置。

2. 装盒时调拌石膏稀稠度合适，操作要迅速。

3. 热水浸泡型盒时水温和时间要合适，如果水温过高或时间过长，完全熔化的基托蜡会渗入石膏表面以下，造成分离剂涂布困难，影响以后树脂基托和石膏的分离；如果水温过低或时间过短，型盒中的蜡型没有软化而勉强打开型盒，会使模型或包埋石膏损坏。

4. 石膏分离剂不要涂到人工牙与基托结合的区域。

5. 严格掌握基托调拌粉液比，面团期充胶。

6. 开盒时不要大力敲击型盒与石膏，应保持模型完好，便于后续上𬌗架。

7. 选磨时要注意，用大号球钻或小磨头调磨，不能破坏𬌗面形态；少量多次调磨，每次要擦掉旧印迹重新检查，不要上下一组对颌牙同时调磨；调磨过程中不能降低原有垂直距离。

【思考题】

1. 全口义齿装盒与可摘局部义齿有什么不同？

2. 充胶过早或过晚会产生什么问题？

3. 有哪些原因会导致基托中出现气泡？

4. 义齿重新上𬌗架后，为什么有的咬合会变高？

5. 牙尖交错𬌗后牙功能尖早接触该如何调磨？

实验十七

数字化口腔修复技术
整合实践

一、口内扫描仪的使用及注意事项

【目的与要求】

1. 了解口内扫描仪的组成。

2. 掌握口内扫描仪制取数字化印模的方法。

3. 了解口内扫描仪的使用注意事项。

【学时】

2 学时。

【实验内容】

1. 以 CS3600 为例，了解口内扫描仪的组成及安装。

2. 使用 CS3600 进行口内扫描，制取数字化口内印模。

3. 使用 CS3600 扫描上下颌石膏模型。

【实验用品】

口腔检查器械（器械盘、口镜、镊子、探针）、实习用石膏模型、口内扫描仪、计算机等。

【相关知识点】

1. 数字化印模技术　是一种基于光视觉测量原理的三维扫描技术，是口腔医学数字化技术之一，分为直接法与间接法两类。

（1）直接法：即口内数字印模技术，直接在患者口腔内获取牙齿、牙龈等软硬组织的形态数据，省略了口内印模制取、翻制石膏模型的步骤，是口腔临床椅旁常用方法。

（2）间接法：即获取石膏模型的三维数据，是数字化技工中心常使用的方法。

2. 数字化印模技术的优势　精准、稳定、舒适、经济效益高、便利，有利于医患沟通。

3. 口内扫描仪的组件　以 CS3600 为例：①可重复使用的扫描头；②模式指示灯；③模式按钮；④电源按钮；⑤USB 接口指示器；⑥扫描仪连接器；⑦USB 电缆；⑧电源箱/电缆；⑨电源适配器，及桌面固定器（图 17-1）。

4. 口内扫描仪的把手握持方式（图 17-2）

5. 扫描头的消毒步骤　用流动水冲洗扫描头上的血液及杂质→使用软毛刷及含酶洗涤剂清洁扫描头→使用 75% 乙醇擦拭或浸泡（<5 分钟）消毒→烘干扫描头 20~30 分钟直至干燥→使用 5cm × 5cm 无菌纱布对折插入扫描头窗口，并确保纱布完全覆盖镜片→扫描头封装灭菌袋备用。

【方法与步骤】

1. 扫描仪的连接及扫描前准备

（1）连接：将扫描仪连接器插入电源箱一端的大插孔，直流电源插入电源箱小插孔。将 USB 电缆连接计算机，电源适配器插入插座（图 17-3）。

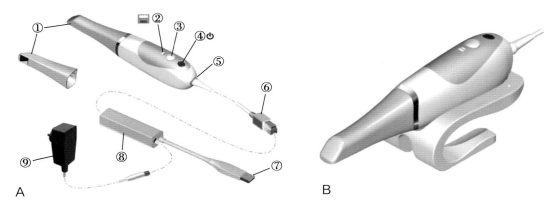

图 17-1　CS3600 口内扫描仪组件

A. 口内扫描仪组件包括：①可重复使用的扫描头；②模式指示灯；③模式按钮；④电源按钮；⑤USB 接口指示器；⑥扫描仪连接器；⑦USB 电缆；⑧电源箱/电缆；⑨电源适配器；B. 将 CS3600 插入桌面固定器

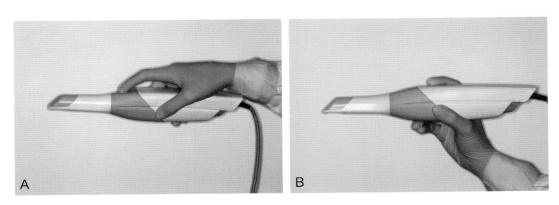

图 17-2　口内扫描仪的把手握持方式
A. 握持式；B. 执笔式

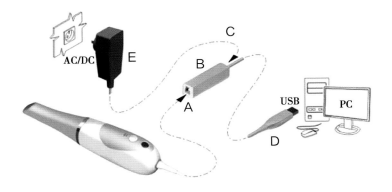

图 17-3　口内扫描仪的连接
A. 大插孔；B. 电源箱/电缆；C. 小插孔；D. USB 电缆；E. 电源适配器

（2）开机：安装扫描头，按下电源键 1 秒，启动口内扫描仪，确保电源指示灯变为蓝色，等待 USB 连接指示灯变为蓝色，预热 3 分钟。

（3）摆放：将 CS3600 插入固定器，电脑显示器调整到适合的位置和角度。

（4）打开软件：双击桌面 ![CS Imaging Software] ，点击 ![人像图标] 创建患者记录，输入患者信息，单击 ![扫描图标] ，点击扫描进入采集界面。

（5）调节椅位及灯光：调节患者椅位，找到适合的扫描位置，关闭探照灯。

（6）牙齿准备：使用吸唾器及气枪清理牙齿表面的唾液，保持牙面干燥。

2. 口内扫描

（1）操作者及助手用口镜牵拉患者口唇、颊侧软组织或舌体，暴露需要扫描的部位。右手采用执笔式或握持式操作扫描仪。

（2）扫描上下颌牙齿：单击上颌或下颌牙列图标开始扫描（图 **17-4A**，图 **17-4B**），先扫描后牙，再扫描前牙。

1）后牙的扫描顺序：𬌗面→舌面→颊面。握持扫描仪使其与𬌗面成 90° 角，沿𬌗面缓慢移动，完成后牙𬌗面的扫描，再进行颊舌面扫描，注意需要与𬌗面保持 45° 角，以保证三维数据充分拼接。如有基牙，可绕牙齿周围扫描 1 圈。

2）前牙的扫描顺序：从前牙舌面开始，以切端为基准，进行"S"形扫描。

（3）扫描咬合记录：单击咬合图标（图 **17-4C**），让患者咬住，扫描头与唇颊面成 90° 角，采集咬合关系。

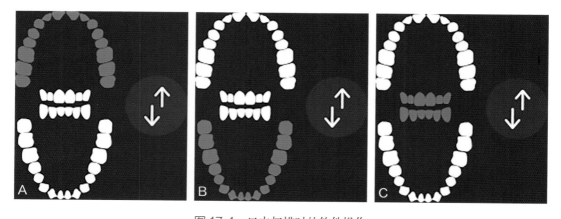

图 17-4　口内扫描时的软件操作

A. 点击上颌牙列图标变成蓝色，扫描上颌；B. 点击下颌牙列图标变成蓝色，扫描下颌；C. 点击咬合图标变成蓝色，扫描咬合记录

（4）左侧菜单栏常用功能介绍

1）![图标]自由剪裁：用于修整扫描后的模型。

2）![图标]显示口内二维图像：用于检查预备体形态，保存高清二维图片，也可用于医技沟通。

（5）优化：扫描完成后，单击检查，选择分辨率"HR"，单击优化（图 **17-5**）。

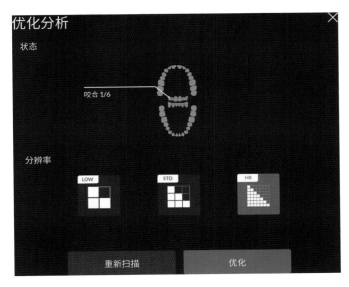

图 17-5　扫描后优化

（6）保存原文件：单击 ⏻，勾选"导出 DCM 文件""修复""导出 CSZ 文件"，退出。

（7）导出：弹出扫描原文件后，右键选择"另存为"，选择模型类型"PLY"或"STL"，点击保存（图 **17-6**）。

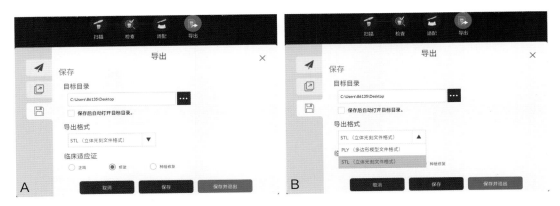

图 17-6　导出扫描数据

A. 右键"另存为"；B. 选择保存格式

【注意事项】

1. 口内扫描前的注意事项

（1）唾液：使用吸唾器及气枪清理牙齿表面的唾液，保持牙面干燥。

（2）排龈：预备体边缘齐龈或龈下，需要排龈保证边缘线清晰。

（3）血液：遇到基牙牙龈出血，需要用气枪冲洗并吸唾，必要时使用肾上腺素棉球或排龈膏止血，直至表面无血液痕迹。

2. 口内扫描时的注意事项   确保图像连续，确保所采集的图像具备足够的特征点，手持扫描仪时确保稳定，遇到倒凹区或难扫区域需尽量用腕关节来调节扫描头的角度，遵照一定的顺序和方法扫描。

【**思考题**】

1. 为什么要预热扫描头及关闭灯光？

2. 合格的扫描修复模型应满足哪些要求？

3. 扫描前遇到牙龈出血，使用肾上腺素棉球止血有哪些禁忌证？

二、数字化设计软件回顾牙齿的解剖形态

【目的与要求】

通过数字化设计软件 exocad 对牙体的解剖形态和特征进行形象化学习，为进一步学习使用 exocad 进行修复体设计奠定基础。

【学时】

2 学时。

【实验内容】

1. 教师运用 exocad 展示并讲解下颌第一磨牙的解剖形态特征。

2. 学生独立操作 exocad 观察、理解和记忆各牙齿的牙体解剖形态和邻接关系。

3. 课下安装手机应用"SView 看图纸"或电脑安装 CS Mesh Viewer，随时查看牙体解剖形态，巩固知识点。

【实验用品】

计算机、数字化设计软件 exocad、加密狗、鼠标、手机等。

【相关知识点】

下颌第一磨牙解剖形态参见人民卫生出版社《口腔解剖生理学》第 8 版教材（图 17-7）。

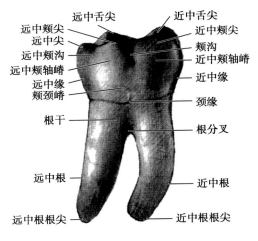

A

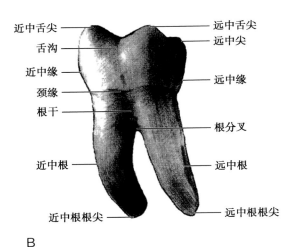

B

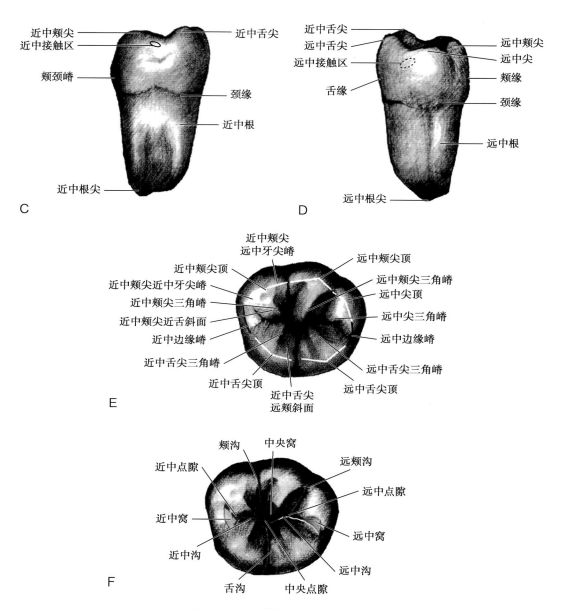

图 17-7 下颌第一磨牙解剖形态

A. 46 颊面观；B. 46 舌面观；C. 46 近中面观；D. 46 远中面观；E. 46 𬌗面观（突起标志）；F. 46 𬌗面观（凹陷标志）

【方法与步骤】

（一）使用 exocad 软件查看数字化标准牙齿

1. 打开 exocad 软件　插入密码狗，双击桌面 🔲exo，打开 exocad 软件。

2. 建单　在左侧"项目"栏中，输入"客户""患者姓名""技师"信息，在中间栏"定义工作类型"选择牙位，"材料配置"选择相应材料，点击"确定"→"保存"→"设计"（图 **17-8**）。

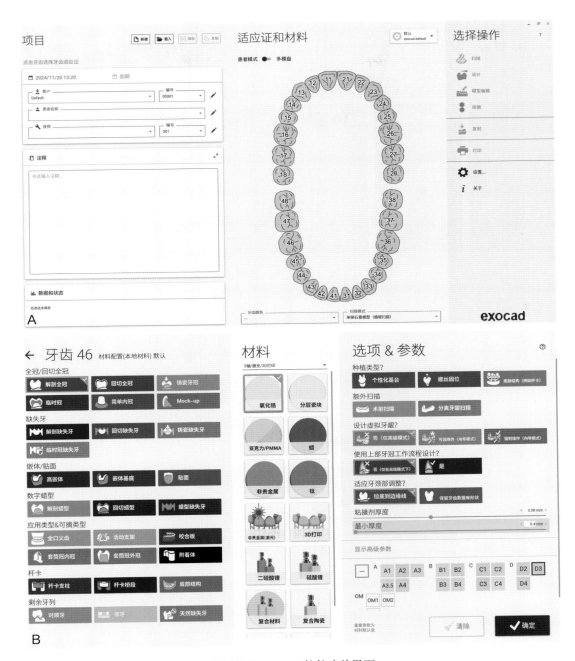

图 17-8　exocad 软件建单界面

A. 左侧"项目"输入基本信息，右侧选择牙位；B. 选择材料

3. 载入扫描数据　选择需要观察的牙齿，点击"打开"。

4. 查看　点击鼠标右键及移动鼠标翻转数字化牙，滑动滚轮进行缩小、放大（图**17-9**）。

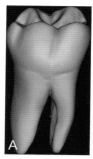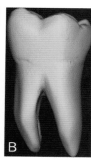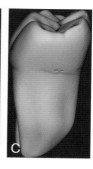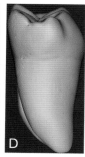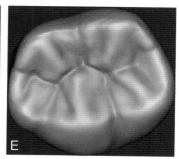

图 17-9　数字化下颌第一磨牙解剖形态
A. 颊侧；B. 舌侧；C. 近中面；D. 远中面；E. 殆面

（二）手机应用查看数字化标准牙齿

1. 软件安装　手机应用商店搜索"SView 看图纸"，下载并安装应用（图 **17-10A**）。

2. 查看"数字牙"　课后微信群分享 STL 文件，选择其他应用，"SView 看图纸"打开，查看"数字牙"（图 **17-10B**）。

SView 看图纸
124.8MB · 166 万次安装

A

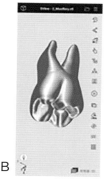

B

图 17-10　手机应用查看"数字牙"
A. 手机应用图标；B. 查看"数字牙"

（三）电脑应用 CS Mesh Viewer 查看数字化标准牙齿

1. 软件下载　下载安装电脑应用"CS Mesh Viewer"。

2. 软件安装　解压 CS Mesh Viewer 文件，安装。

3. 查看"数字牙"　双击 CSMeshViewer，打开软件，导入 PLY 格式模型数据，点击鼠标右键平移、左键旋转、滚轮缩放，查看牙齿的解剖形态（图 **17-11**）。

【注意事项】

手机应用和软件对设备有一定的配置要求，需要正确安装软件方可查看。

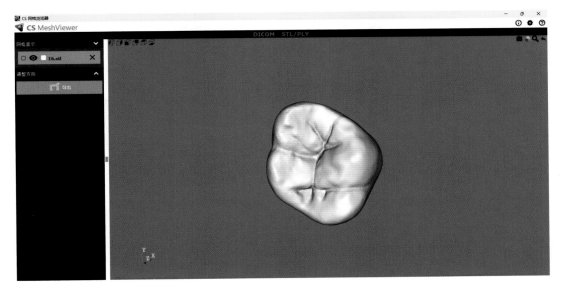

图 17-11 电脑应用查看"数字牙"

【思考题】

1. 如何区分左右侧牙齿?
2. 哪些牙有特征性的解剖标志?

三、全冠修复体的数字化设计方法和流程

【目的与要求】

运用数字化设计软件进行全冠修复设计，在牙齿设计中理解牙体缺损的修复设计原则。

【学时】

4 学时。

【实验内容】

1. 以 exocad 为例，教师运用 exocad 软件演示下颌第一磨牙的全冠设计。

2. 学生独立操作 exocad 软件进行下颌第一磨牙的全冠设计。

【实验用品】

计算机、exocad 软件、加密狗、鼠标等。

【相关知识点】

牙体缺损修复的设计原则——正确恢复形态与功能。

1. 轴面突度　颈 1/3 应有一定的保护性突度（图 17-12）。

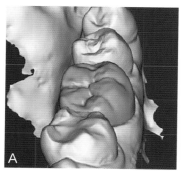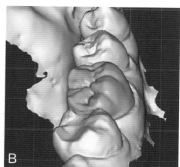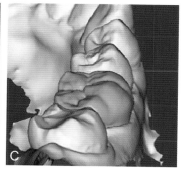

图 17-12　牙冠轴面突度的设计

A. 正常的外形突度，龈组织可受到食物的按摩；B. 突度过小，食物可直接损伤龈组织；C. 突度过大，龈组织得不到食物的按摩

2. 邻接关系　应恢复正常的位置和良好的接触关系，过紧导致牙周膜损伤，过松导致食物嵌塞。按相邻牙之间的接触面积，可分为点接触、小面接触、大面接触（图 17-13）。

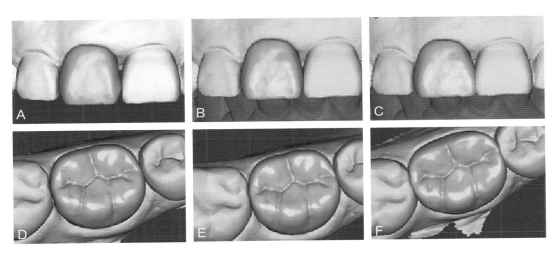

图 17-13　相邻两牙的接触形式

A. 前牙点接触；B. 前牙小面积接触；C. 前牙大面积接触；D. 后牙点接触；E. 后牙小面积基础；F. 后牙大面积接触

3. 理想相邻牙的接触区位置

（1）前牙接触区靠近切缘，接触区的切龈径大于唇舌径。

（2）后牙接触区均靠近𬌗缘，近中靠近𬌗缘，远中在𬌗缘稍下方，接触区颊舌径大于𬌗龈径。

（3）前磨牙远中和第一磨牙近中接触区多在邻面颊 1/3 与中 1/3 交接处。

（4）第一磨牙远中和第二磨牙近中接触区多在邻面中 1/3 处。

4. 外展隙和邻间隙

（1）外展隙（embrasure）：环绕着邻接区向四周展开的空隙，包括唇/颊外展隙、舌外展隙、切/𬌗外展隙。外展隙可作为食物的溢出道（**图 17-14**）。

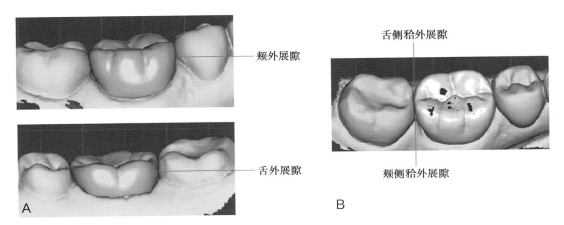

图 17-14　外展隙

A. 颊外展隙和舌外展隙；B. 𬌗外展隙

（2）邻间隙（interproximal space）：邻接点的龈方呈三角形，底为牙槽骨，两边为邻牙的邻面，顶为邻接点（**图 17-15**）。

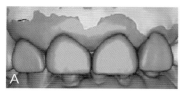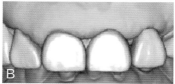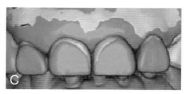

图 17-15　邻间隙
A. 邻间隙过大；B. 邻间隙适中；C. A、B 拟合（蓝色示 A，黄色示 B）

5. 咬合关系（**图 17-16**）

（1）尖对窝、沟对嵴。

（2）牙尖交错位时，上下颌尖窝相对，有广泛的接触而无早接触，覆𬌗、覆盖合适。

（3）前伸、侧方运动无𬌗干扰。前伸时，两侧后牙不接触；侧方时，非工作侧无接触或轻接触。

（4）咬合力接近牙体长轴。

（5）降低高尖陡坡，减小侧向力；加深沟槽，提高咀嚼效率。

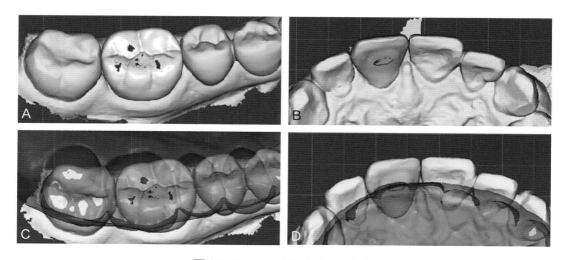

图 17-16　exocad 软件示咬合关系
A. 后牙工作模型示咬合接触点；B. 前牙工作模型示咬合接触点；C. 对颌后的后牙咬合接触点；D. 对颌后的前牙咬合接触点

【方法与步骤】

以 46 氧化锆全冠修复体的设计为例。

1. 打开与导入

（1）打开软件，建单（参见"二、数字化设计软件回顾牙齿的解剖形态"）。

（2）确定牙位及材料：选择 46 →"解剖全冠"→"氧化锆"→调整"选项 & 参数"→"确定"。

（3）确定对颌牙及邻牙：选择 16 →"对颌牙"→选择 45、47 →"邻牙"。

（4）确定扫描模式：选择"双侧石膏模型（无𬌗架）"或"数字印模扫描"（图 17-17）。

（5）导入：选择之前已保存的口内扫描数据文件夹，先选工作侧模型（下颌），再选非工作侧模型（上颌），完成扫描数据导入（图 17-18）。

2. 调整视图方向并规划边缘线（图 17-19）

（1）选择工作模型：选择左侧"显示/隐藏"栏，勾选"扫描模型"，勿勾选"对颌牙"。

（2）调整方向：用鼠标旋转工作模型（下颌）至𬌗面视图，左侧"向导"栏，点击"下一步"。

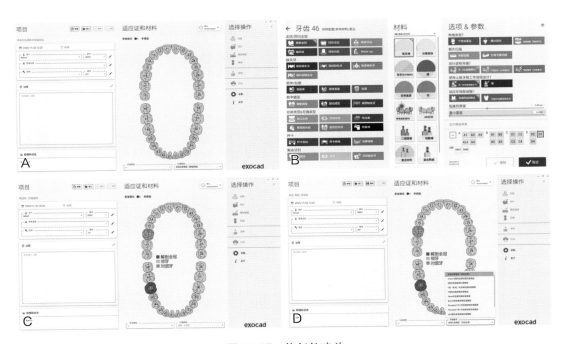

图 17-17　修复件建单

A. 建单；B. 确定牙位及材料；C. 确定对颌牙及邻牙；D. 确定扫描模式

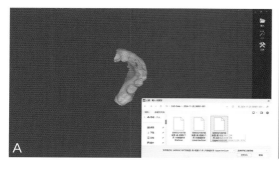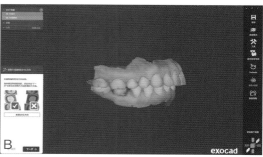

图 17-18　扫描数据导入
A. 先导入工作侧模型；B. 后导入非工作侧模型

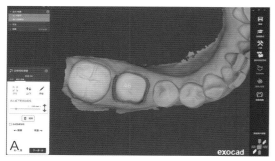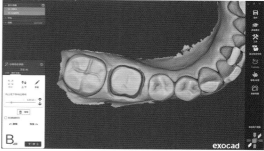

图 17-19　调整视角，绘制边缘线
A. 真彩模式；B. 石膏模型模式

（3）绘制边缘线：左侧"向导"栏，选择"校正/手绘"→"手绘"，点击鼠标左键，画边缘线。通过选择右侧工具栏中的"颜色/纹理"，切换模型色彩模式。滚动鼠标滚轮可对工作模型放大/缩小，点击鼠标右键可调整角度。建议通过多角度、切换颜色反复核对检验边缘线的位置。

（4）确认边缘线无误后，点击"向导"栏"下一步"。

3. 设置就位道方向（图 17-20）

（1）就位道是修复体口内戴入的方向，应尽量选择垂直戴入方向。用鼠标调整模型，直至𬌗面正对屏幕、轴面无倒凹、边缘线清晰无遮挡。

（2）确认就位道方向无误后，点击"设定当前视图为就位道"，点击"下一步"。

4. 选择牙形并调整位置（图 17-21）

（1）根据患者牙齿形态特征，在牙形数据库中选择与之相似的牙冠。

（2）根据提示方法，通过点击鼠标左键，结合键盘"Shift""Ctrl"键调整修复体，摆放到适合的三维位置。

（3）确认无误后，点击"下一步"。

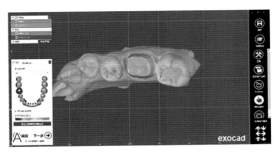
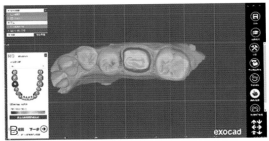

图 17-20　设置就位道方向
A. 倾斜就位；B. 垂直就位

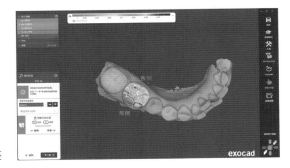

图 17-21　牙形选择和初步调整

5. 调整解剖形态、咬合及邻接

（1）调整解剖形态：左侧"自由造型"栏，选择"解剖形态"，根据提示调整𬌗面牙尖、边缘嵴的解剖形态；选择"自由"→"增加/减少"或"光滑/平整"，根据需要选用画笔类型，Ctrl+鼠标滚轮调整画笔强度，Shift+鼠标滚轮调整画笔范围，调整𬌗面和轴面的形态、平整度。确认无误后，点击"下一步"（**图 17-22**）。

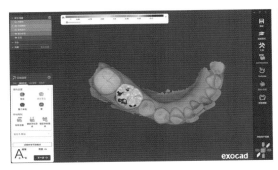
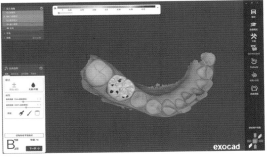

图 17-22　调整解剖形态
A. 调整预设形态；B. 自由调整形态

（2）调整咬合接触（**图 17-23**）

1）参数设置：点击右侧工具栏"显示咬合空间"，弹出参数设置工具栏，选择"显示接触点"，查看咬合接触情况。

2）调整：左侧"自由造型"栏，选择"适应调整"，点击"切除早接触点"或"保留牙齿形态的适应调整"，调整接触点至适宜状态，颜色由蓝至红表示咬合接触点由低至高。

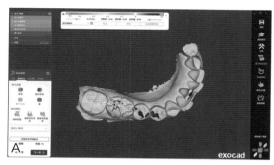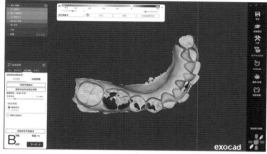

图 17-23　调整咬合接触

A. 设置咬合参数，查看咬合情况；B. 自由造型，调整咬合状态

（3）调整邻接关系（**图 17-24**）

1）设置参数：左侧"自由造型"栏，选择"适应调整"→"邻接调整"，输入"到邻牙的距离"值。

2）调整接触面积：旋转模型至近远中接触面，选择"自由"，与咬合调整同法，根据具体情况增减接触面积及位置。

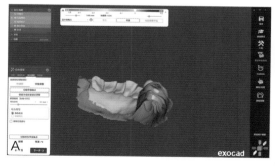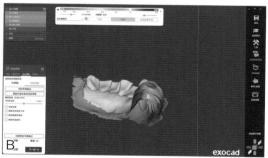

图 17-24　调整邻接关系

A. 设置邻接参数，查看邻接情况；B. 自由造型，调整邻接状态

（4）检查设计无误后，点击"下一步"（**图 17-25**）。

6. 保存

（1）完成设计，点击"下一步"，点击"保存"（**图 17-26**）。

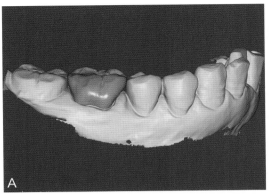
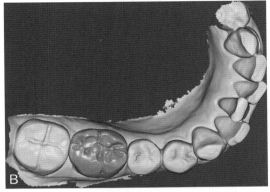
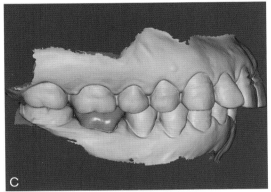

图 17-25　修复体检查
A.修复体颊面观；B.修复体𬌗面观；C.修复体咬
合检查

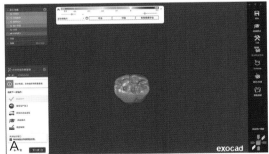
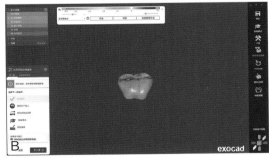

图 17-26　修复体设计完成
A.修复体𬌗面观；B.修复体颊面观

（2）设计文件压缩成"zip 文件"，发送至数字化加工中心进行排版及加工。

【注意事项】

1. 修复体设计操作流畅度，与前期订单的建立密切相关，需在"建单"阶段，严格按照操作步骤选择牙位、材料（最小厚度、粘接剂厚度）、对颌牙及邻牙等。

2. 设计软件操作流程请在"向导模式"下按指示一步一步完成，请勿选择"高级模式"。

【思考题】

1. 数字化设计中体现了哪些牙体缺损修复的设计原则？
2. 与传统修复体的制作方法相比，数字化设计及制作有哪些优势？